essentials

Essentials liefern aktuelles Wissen in konzentrierter Form. Die Essenz dessen, worauf es als „State-of-the-Art" in der gegenwärtigen Fachdiskussion oder in der Praxis ankommt. *Essentials* informieren schnell, unkompliziert und verständlich

- als Einführung in ein aktuelles Thema aus Ihrem Fachgebiet
- als Einstieg in ein für Sie noch unbekanntes Themenfeld
- als Einblick, um zum Thema mitreden zu können

Die Bücher in elektronischer und gedruckter Form bringen das Fachwissen von Springerautor*innen kompakt zur Darstellung. Sie sind besonders für die Nutzung als eBook auf Tablet-PCs, eBook-Readern und Smartphones geeignet. *Essentials* sind Wissensbausteine aus den Wirtschafts-, Sozial- und Geisteswissenschaften, aus Technik und Naturwissenschaften sowie aus Medizin, Psychologie und Gesundheitsberufen. Von renommierten Autor*innen aller Springer-Verlagsmarken.

Andreas Hillert · Carolin Ulrike Göhre
Sophia Hillert

Orientierungslosigkeit von Jugendlichen und Adoleszenten

Hintergründe, Konsequenzen und therapeutische Perspektiven

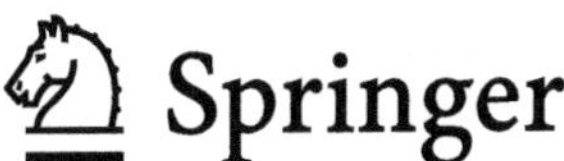

Andreas Hillert
Schön Klinik Roseneck
Prien am Chiemsee, Deutschland

Sophia Hillert
Klinische Psychologie
FAU Erlangen-Nürnberg
Erlangen, Deutschland

Carolin Ulrike Göhre
Psychosomatik
Klinik Chiemsee Winkel
Seebruck, Deutschland

ISSN 2197-6708   ISSN 2197-6716   (electronic)
essentials
ISBN 978-3-662-73002-7   ISBN 978-3-662-73003-4   (eBook)
https://doi.org/10.1007/978-3-662-73003-4

Die Deutsche Nationalbibliothek verzeichnet diese Publikation in der DeutschenNationalbibliografie; detaillierte bibliografische Daten sind im Internet über https://portal.dnb.de abrufbar.

Springer ist ein Imprint der eingetragenen Gesellschaft Springer-Verlag GmbH, DE und ist ein Teil von Springer Nature.
Die Anschrift der Gesellschaft ist: Heidelberger Platz 3, 14197 Berlin, Germany

- Definition und Problematik beruflicher Orientierungslosigkeit von Jugendlichen und Adoleszenten
- Informationen zur Bedeutung berufsbezogener Orientierungslosigkeit in unterschiedlichen historischen und sozialen Kontexten
- Aktuell empirische Befunde zur Orientierungslosigkeit gesunder und psychisch erkrankter Jugendlicher in Deutschland
- Behandlungs- bzw. Präventionsansätze

Dass es dieses Essential gibt, ist Monika Radecki zu verdanken. Wir, als Autorenteam, seinerzeit gemeinsam in und für die Schön Klinik Roseneck in Prien am Chiemsee tätig, hatten uns bereits seit einigen Jahren mit dem Paradigma „Orientierungslosigkeit" von jungen und adoleszenten (de jure erwachsenen) Patienten beschäftigt. Ausgangspunkt waren zunehmend häufigere klinische „Fälle orientierungsloser Jugendlicher zwischen 14 und 42 Jahren", bei denen sich anfängliche Verbesserungen der zur Aufnahme führenden Symptomatik spätestens dann, wenn die Entlassung in Sicht kam, wieder verflüchtigten. Ähnlich wie bei Monopoly: Gehe zurück auf Los! Wobei dann die mit der Diagnose definierten Beschwerden als so gravierend erlebt wurden, dass die Idee, sich beruflich zu orientieren und biographisch dem Lebensalter angemessen weiterzuentwickeln, als unzumutbar zurückgewiesen wurde. Ausgehend davon führten wir mehrere systematische Erhebungen und Studien durch, die diese Eindrücke bestätigten. Es begann eine intensive Klinik-interne und zunehmend externe Diskussion der Frage, ob und wie man diese Erkenntnisse in therapeutische und präventive Maßnahmen umsetzen kann. Zunächst einmal, vordergründig und fast noch wichtiger, war dann allerdings der Umstand, dass sich in der akademischen therapeutischen Welt niemand für das – zumindest vermeintlich – neue Paradigma zu interessieren schien. Akademische Systeme neigen dazu Schubladen zu bilden. Schubladen, die nach außen hin die eigenen Kompetenzen absichern und nach innen Hierarchien und Karrieren ermöglichen. So fokussieren einige Forscher- bzw. Forschungsgruppen auf umschriebene Diagnosen, andere eher auf Methodik, einige auf Therapieprozesse an sich und andere …. Und das getrennt in Jugend- und Erwachsenen-Bereiche, entsprechend den akademischen und krankenkassentechnischen Gegebenheiten. Letztere wurden und werden zu Recht kritisiert. Niemand geht ernsthaft davon aus, dass die Vollendung des 18. Lebensjahres automatisch einen kategorischen Entwicklungs- bzw. Reifungsschritt bedeutet! Gleichzeitig sind die Demarkationslinien akademisch wie kassentechnisch anscheinend kaum zu überwinden. Wenn Adoleszenten-Stationen mit dem Erwachsenenbudget arbeiten müssen, sind personal-intensive Maßnahmen, wie sie auf Jugendstationen üblich sind, eben nicht oder nur im Rahmen von umschriebenen Projekten umsetzbar. Eine Umsetzung noch so elaborierter Adoleszenten-Programme wird dadurch praktisch verhindert. Was zusammengenommen nachvollziehbar macht, warum wir in der Welt der Therapie bzw. der Therapeuten mit dem Thema Orientierungslosigkeit zumeist nur auf lauwarm-unverbindliches Interesse stießen. Es handelt sich schlicht um ein Phänomen, das zwischen alle Kategorien fällt und zudem schnell lästig wird. Lästig, warum? Weil Orientierungslosigkeit das Potential hat, akademische wie institutionelle Kategorien substanziell in Frage zu stellen und zu erodieren! Orientierungslosigkeit ist, wenn man genauer hinschaut, mehr als ein zusätzlicher Stressor, der Heranwachsende temporär verunsichert und sich dann im Laufe der Jahre auswächst. In unserer aktuellen soziokulturellen Konstellation wird Orientierungslosigkeit – sicher nicht bei allen aber bei vielen Heranwachsenden – regelrecht zu einer Art Sprengstoff, für die Lebensqualität der Betroffenen und ihre Familien, für diagnostische Kategorien und etablierte Therapieangebote. Die Grenzen zwischen Depression, Angst und Persönlichkeit verwischen sich bei orientierungslosen Jugendlichen mitunter derart, dass es sehr viel guten diagnostisch-kategorischen Willen braucht, um die zu beobachtenden Phänomene den gängigen Kategorien zuzuordnen. So verwundert es auch nicht, dass empirische Befunde und darauf aufbauende therapeutische Ansätze es zunächst schwer hatten, in Fachzeitschriften und auf Kongressen gewürdigt zu werden. Sie passten schlicht nicht in die gängigen Kategorien respektive nur unter „Sonstiges". Wenn wir als Autorenteam gleichwohl weiter Daten zusammengetragen und die zunächst „Orientierungsgruppe: Wo bin ich und wo will ich hin?" genannte, dann in „Jugendkompass (JuKo)" umgetaufte Gruppen-Intervention konzipiert und evaluiert haben (Hillert et al. 2025), dann nicht zuletzt deshalb, weil es uns zunehmend mehr faszinierte, Psychotherapie nicht als eine auf festem z. B. psychologischem, verhaltenstherapeutischem oder tiefenpsychologischem Fundament stehende Disziplin sondern (auf Seiten der Patienten wie der Therapeuten) als aktuelle gesellschaftliche Entwicklungen spiegelndes Phänomen zu begreifen.

In den Psychotherapiewochen auf Langeoog hatten wir ein Seminar zur Orientierungsgruppe angeboten, was Monika Radecki nicht entgangen ist. Sie schrieb eine Mail und offerierte die Möglichkeit, u. a. dieses Essential zum Thema zu verfassen, das Sie gerade lesen. Bei Frau Leelavathi Puli bedanken wir uns herzlich für die redaktionelle Bearbeitung des Manuskriptes. Alle aufgeführten Zitate von Personen wurden pseudonymisiert. Sie veranschaulichen bezogen auf die jeweiligen Themen häufige Perspektiven.

Wir würden uns sehr freuen, wenn Sie unsere Perspektive, die Daten und Ansätze nahvollziehen könnten. Geradezu begeistert wären wir, wenn Sie den Mut haben, davon ausgehend Ihre therapeutischen bzw. Präventions-Strategien zu adaptieren bzw. zu ergänzen und den Aspekt von Orientierung bzw. Orientierungslosigkeit Ihrer Klienten und Patienten inhaltlich und therapeutisch so ernst nehmen, wie bislang Diagnosekriterien und Therapieleitlinien ernst genommen wurden. Wir freuen uns über Rückmeldungen und eine intensive Diskussion!

Prien   Andreas Hillert
im Herbst 2025   Carolin Ulrike Göhre
                                                             Sophia Hillert

Inhaltsverzeichnis

Über die Autoren

Prof. Dr. Dr. Andreas Hillert Facharzt für Psychiatrie und Psychotherapie sowie Chefarzt der Schön Klinik Roseneck, forscht u. a. zu den Wechselwirkungen zwischen beruflichen Belastungen und psychosomatischen Erkrankungen. Mail: ahillert@schoen-klinik.de

Dr. phil. Carolin Ulrike Göhre ist Chefärztin an der Klinik Chiemseewinkel und spezialisiert auf die Behandlung von Essstörungen sowie die psychosomatische Gesundheit von Kindern und Jugendlichen.

Sophia Hillert ist Psychologin (M.Sc.), promoviert seit 2024 in klinischer Psychologie an der FAU Erlangen-Nürnberg, ist wiss. Mitarbeiterin an der Schön Klinik Roseneck und beschäftigt sich mit den Auswirkungen gesellschaftlicher und digitaler Entwicklungen auf die Gesundheit von Jugendlichen.

Orientierungslosigkeit: was ist das und gab es das nicht schon immer?

1

Der Begriff „Orientierungslosigkeit" lässt sich der von Niclas Luhmann beschrieben Kategorie der „symbolisch generalisierten Kommunikationsmedien" zuordnen. Diesen Begriffen ist gemeinsam, dass sie praktisch jedem der Sprache Mächtigen spontan verständlich sind, ohne dass damit ein hinter der Bedeutungsoberfläche liegendes identisches Verständnis des Begriffes einhergehen muss. Allgemein meint Orientierungslosigkeit das, was das Wort beinhaltet, also das z. B. eine damit bezeichnete Person „keine Orientierung" hat. Dabei schwingt üblicherweise eine negative Konnotation mit: ein ohne Orientierung dahintreibendes Schiff (Trotz fehlender Ziele: Leinen los!) hat zwar, was mögliche Fahrtrichtungen anbelangt, maximale Freiheitsgrade. Um Freiheit bewusst und zielführend nutzen zu können, ist Orientierung unerlässlich. Dass Orientierung dabei umgekehrt und zwangsläufig Freiheitsgrade einschränkt, fällt relativ dazu – zumindest in der spontanen emotionalen Bewertung – nicht ins Gewicht.

Voraussetzungen von allgemeiner bis lebensperspektivischer Orientierung
Formallogisch setzt Orientierung zum einen eine zumindest Realitäts-nahe Standortbestimmung („Wo bin ich?") und zum anderen eine zumindest potentiell realistische Zieldefinition („Wo will ich hin?") voraus. Wenn eines oder beide Aspekte nicht möglich sind, dann kann sich ein Mensch zwar orientiert fühlen (was für die betreffende Person psychisch entlastend sein mag), wobei aber Scheitern und Hilflosigkeit letztlich vorprogrammiert sind. Sobald Orientierung eine über das, was im praktischen Alltagsleben oder auf einer Wanderung nötig ist, hinausgehende, auf existenzieller Meta-Ebene liegende Qualität meint, werden die Orientierung determinierenden Aspekte facettenreich. Standortbestimmung beinhaltet dann, neben örtlichen und situativen Aspekten, die Einschätzung individueller Fähigkeiten

A. Hillert et al., *Orientierungslosigkeit von Jugendlichen und Adoleszenten*, essentials, https://doi.org/10.1007/978-3-662-73003-4_1

1

und Fertigkeiten. Eine auf dieser Grundlage getroffene Entscheidung für ein definiertes Ziel beinhaltet den (bewussten) Verzicht auf andere alternative Optionen. Parallel dazu ist dann Motivation, das gesetzte Ziel auch praktisch anzustreben und eine (möglichst adäquate) Einschätzung der eigenen Fähigkeiten, ggf. eine Antizipation von Entwicklungsmöglichkeiten und Mut erforderlich, die mit jeder weiterreichenden Aktivität verbundenen Unsicherheiten in Kauf zu nehmen. Übergreifende Ziele können zeitlich sehr nah bis am Horizont der individuellen Lebensperspektive liegen. Sie können tagtägliche Verrichtungen bis existenzielle Aspekte betreffen und dabei mehr oder weniger priorisiert sein.

Orientierung bzw. Orientierungslosigkeit, bezogen auf die Situation von Heranwachsenden, sind dementsprechend hochkomplexe Phänomene mit zahlreichen intervenierenden Variablen auf persönlichen wie situativen Ebenen. Sobald man sie an Einzelbeispielen expliziert, wird zudem die interaktive Qualität der Einzelaspekte und von auf unterschiedlichen Ebenen liegenden Zielen deutlich. Wenn Heranwachsende keine konkreten bzw. keine tragfähigen lebensperspektivischen Ziele haben nimmt zwangsläufig die Gewichtung kurzfristiger Ziele zu. Deren Umsetzung kann dann wiederum die Findung und Umsetzung angemessener längerfristiger Ziele behindern. Und umgekehrt.

Um Standortbestimmung und Zieldefinition realitätsnah vornehmen zu können, sind grundlegende psychische Fähigkeiten notwendig. Auf elementarer Ebene ist Orientierungslosigkeit ein charakteristisches Symptom im Rahmen dementieller Prozesse. Aufgrund (toxisch bis genetisch) reduzierter kognitiver Leistungsfähigkeit fällt den Betroffenen nicht zuletzt die örtliche Standortbestimmung zunehmend schwerer, was zunächst in unbekannter, später auch in bekannter Umgebung auffällt und dann auf einen bereits fortgeschrittenen Verlauf der Erkrankung hinweist (Savaskan et al. 2024). Parallel dazu rücken über den Alltag hinausweisende Ziele in den Hintergrund. Selbst alltägliche Ziele verlieren ihre Konturen, etwa: *„Ich wusste noch, dass ich einkaufen gehen wollte. Aber als ich dann vor dem Geschäft stand, wusste ich nicht mehr was. Den Einkaufszettel konnte ich nicht finden, vielleicht hatte ich ihn verloren…“* (Maria B., 72 Jahre, unter der Diagnose einer Depression zur stationären Psychotherapie eingewiesen). Soweit es sich um progrediente Prozesse etwa eine Alzheimer Demenz handelt, können die Betroffenen ihre Einschränkungen anfangs noch als solche reflektieren. Dies geht zumeist mit erheblichem Leid einher, angesichts eines zunehmenden und meist unheilbaren Verlustes an Autonomie und dem, was man bisher als eigene, entsprechend orientierte Person und Persönlichkeit erlebte.

Jenseits von Orientierungslosigkeit als Symptom hirnorganischer Erkrankungen gehört das Phänomen, mit deutlich anderer Konnotation, zu unserem Alltag. Vorzugsweise dürfte jedem von uns momentane Orientierungslosigkeit bzw.

Ziel-Blockaden im Rahmen von Ambivalenz-Konflikten bekannt sein. Folgendes Beispiel dürfte für viele Jugendliche zum Alltag gehören: *„Soll ich lieber meine Freundin besuchen oder meine Hausaufgaben machen?"* Hier scheint zwar die Ausgangsposition soweit klar zu sein. Das Problem resultiert daraus, dass beide Handlungsalternativen emotional vergleichbar attraktiv sind, die eine durch eher kurz-, die andere durch eher längerfristige positive Verstärker und drohende negative Konsequenzen (bzw. Bestrafung). Nicht selten sieht dann die Konsequenz auf Handlungsebene so aus, dass die betreffende Person weder das eine noch das andere tut, sondern die Zeit im Internet verbringt. Bei 4–5 stündiger Internet--Nutzungszeit junger Menschen und parallel dazu weniger elaborierten sozialen Kompetenzen sind Online-Aktivitäten derzeit sicher die „Lösung" mit der niedrigsten Hemmschwelle (Mäller 2015; Illy 2020; Alter 2028; Rumpf und Bischof 2024). Anschließend dürfte sich die betreffende Person dann „sau unwohl" fühlen, quasi als Folge- bzw. Nebenwirkung von Orientierungslosigkeit in der skizzierten, sehr umschriebenen Situation. Das Beispiel lässt sich unschwer in existenzielle Dimensionen eskalieren. Genau darum, um Orientierungslosigkeit von Heranwachsenden hinsichtlich von beruflichen Lebenszielen (die wiederum immer mit sozialen Lebenszielen einhergehen), geht es in diesem Buch!

Orientierungsprobleme und therapeutische Perspektiven
Wie im Rahmen der Begriffs-Definition dargelegt müssen Standortbestimmung und Zieldefinition realitätsnah und hinreichend konkret sein, um – im gesunden Sinne – handlungsleitend sein zu können. Beides ist keine Selbstverständlichkeit, zumal dann nicht, wenn sie beispielsweise vor dem Hintergrund einer (warum auch immer) nicht altersentsprechenden Sozialisation und anhand unrealistisch--überhöhter Kriterien vorgenommen werden. Unkonkrete bzw. nicht konkretisierte Standortbestimmungen und Zieldefinitionen sind im therapeutischen Alltag über alle Altersgruppen hinweg häufig, etwa: *„Ich fühle mich nicht gut und möchte gesund werden!"* Analog klingen Statements von Jugendlichen, etwa: *„Ich bin dann im Sommer mit der Schule fertig. Ich höre gerne Musik und male gerne, ich möchte irgendetwas Kreatives machen, ich weiß aber noch nicht was…"*, mögen von der betreffenden Person als hinreichende Orientierung (*„… so wie meine Freunde auch…"*) erlebt werden. Dass Positionierungen dieser Art weder bezüglich der Standortbestimmung noch Orientierung tragfähig und handlungsleitend sind, wird schnell deutlich, wenn die darin enthaltenen Aussagen hinterfragt werden. Hier wie dort gehört es zum therapeutischen bzw. Coaching-Handwerkszeug vage bzw. unkonkret-idealistische Ziele zum einen nicht als Therapieauftrag anzunehmen. Schon deshalb nicht, weil sie sich nicht erreichen lassen bzw. praktisch nicht verifizierbar ist, ob bzw. wann sie nun erreicht sind. Vielmehr steht an,

Standortbestimmung und Ziele soweit konkretisieren zu lassen (bzw. gemeinsam an einer Konkretisierung zu arbeiten), dass sich daraus ein therapeutisches Vorgehen ableiten und potentiell erfolgreich durchführen lässt. Dass sich nicht alles in Prävention und Therapie auf SMART-Ziele reduzieren lässt, ist sicher richtig. Wenn aber umgekehrt darauf verzichtet wird, mit entsprechend **S**pezifischen, **M**essbaren, **A**ttraktiven, **R**ealistischen und **T**erminierten (Teil-)Zielen zu arbeiten (z. B. Storch 2009), besteht die Gefahr sich – zumal bei orientierungslosen Jugendlichen – derart im Großen und Ganzen zu verlieren, dass Therapie zum Selbstzweck wird.

Bezogen auf orientierungslose Jugendliche stellt sich abschließend die Frage, ob Orientierungslosigkeit für sich genommen die Qualität eines Symptoms einer Erkrankung bzw. Störung hat oder ob es nicht umgekehrt normal ist, wenn Menschen in der Orientierungsphase mitunter orientierungslos sind. Die Fragestellung enthält bereits einen Teil der Antwort: Beruflich-perspektivische Orientierungslosigkeit ist für sich genommen selbstverständlich weder eine Erkrankung oder Störung sondern ein (unspezifisches) Symptom (das nicht zuletzt im Rahmen psychischer Störungen auftreten bzw. verstärkt werden kann), respektive ein individuell wie sozial determinierter Risikofaktor, wobei der Stellenwert jeweils im Kontext des betroffenen Individuums und dessen Situation bis Psychopathologie herausgearbeitet werden muss. Dass Heranwachsende intermittierend orientierungslos sind bzw. sein können, war und ist in den unterschiedlichsten Gesellschaften und sozialen Kontexten normal. Probleme resultieren daraus, wenn von Heranwachsenden einerseits individuelle Positionierungen (die derzeit nicht selten in unrealistisch-idealen Sphären, so wie sie soziale Netzwerke perpetuieren, erträumt werden) und Verantwortungsübernahmen erwartet wird, diesbezüglich aber keine angemessene Hinführung, kaum Unterstützung und auch kaum Möglichkeiten geboten werden, die damit verbundenen innere und äußere Konflikte angemessen auszutragen (vgl. Seiffge-Krenke 2022). Aktuell sehen diesbezügliche ideale Positionierungen von Eltern so aus: *„Du kannst werden was Du willst, meine liebe Tochter! Dass Du sehr begabt und ein wertvoller Mensch bist, das ist selbstverständlich. Mach Dir keinen Druck. Wir werde Dich auf keinen Fall unter Druck setzen! Und wegen des Geldes, was die Ausbildungen und alles kostet, musst Du Dir keine Sorgen zu machen…"* Wenn in solchen Fällen anstehende Lebensentscheidungen nicht getroffen werden können, weil die Heranwachsenden dazu weder intrinsisch in der Lage sind noch von außen substanziell unterstützt und im Bedarfsfall angeleitet werden, dann ergeben sich die Problemkonstellationen, um die es in diesem Buch geht.

Historische, soziale und ideologische Rahmenbedingungen

2

Individuelle Orientierungslosigkeit Heranwachsender ist ein relatives Phänomen

Entsprechend den Vorgaben und der Stringenz, die eine Gesellschaft jungen Menschen hinsichtlich ihrer Lebensperspektiven vorgibt, ist Orientierungslosigkeit ein relatives Problem. Diesbezüglich unterscheiden sich Gesellschaften in hohem Maße und in charakteristischer Weise. Ausgehend von der Frage, ob bzw. in wieweit Individuen biographische Selbstbestimmung bezüglich der Berufswahl zugestanden wird, ließe sich eine Geschichte der Menschheit schreiben. Im Sinne der die westliche Welt dominierenden Werte wäre diese bislang eine (scheinbar) geradlinige Emanzipationsgeschichte des Individuums von den Ansprüchen der Gesellschaft (Inglehart und Welzel, 2005; vgl. Hillert 2019): Individualismus überwindet Kollektivismus! Jeder darf und soll heute selber entscheiden, was für ihn richtig und gut ist (solange die Rechte des jeweiligen Gegenübers berücksichtigt werden). Die aktuellen Entwicklungen der vergangenen Jahre, globale Krisen, Eroberungskriege jenseits jeder vernünftigen Weltordnung und damit einhergehend der Verlust von vielen für selbstverständlich erachteten Sicherheiten, lassen derzeit vermehrt Zweifel daran aufkommen, ob der fast sicher geglaubte Sieg des Individualismus tatsächlich das zwangsläufige und ideale Endziel der Weltgeschichte ist. Im Sinne des Themas dieses Essentials ist es angesichts dessen unabdingbar einen Blick hinter die Kulissen des gesellschaftlichen Fortschritts zu werfen und damit, quasi nebenbei (vgl. Bockwyt 2024), früheren Gesellschaften Gerechtigkeit wiederfahren zu lassen. Vor diesem Hintergrund lassen sich dann zum einen die besondere Situation und Problematik Heranwachsender in unserer aktuellen Gesellschaft präziser erfassen. Zum anderen ergibt sich eine Grundlage,

A. Hillert et al., *Orientierungslosigkeit von Jugendlichen und Adoleszenten*, essentials, https://doi.org/10.1007/978-3-662-73003-4_2

auf der diskutiert werden kann, welche die aktuelle Problematik verringernde Alternativen es geben könnte.

Sozial-Weltgeschichte in aller Kürze

Es begann in der Steinzeit bzw. der Vor- und Frühgeschichte (und selbstverständlich noch früher), also in einer in ihrer Komplexität von seinerzeit lebenden Menschen nicht rational erfassbaren Umwelt. Fruchtbarkeitsgöttinnen spendeten Nachwuchs und Nahrung, Götter schleuderten Blitze. Einerseits war dies eine Welt steter potentieller bis realer Bedrohung (Säbelzahntiger), andererseits konnte sie auch ein Schlaraffenland sein. Wenn einem die Trauben in den Mund wachsen, dann reichen wenige Stunden Arbeit am Tag aus. Siesta. Vorratshaltung, die über ein paar Tagesrationen hinausging, gab es nicht und wäre unpraktisch gewesen. Jäger und Sammler, die jeweils die günstigsten Plätze aufsuchten, reisten ohne Ballast aber mit dem Risiko, unter widrigen Bedingungen keine hinsichtlich der Nahrung ergiebigen Rastplätze zu finden. Was dann mitunter das Ende der Sippe bedeutete. Sicher, es gab eine Rangordnung. Aber Individuen, so wie wir uns heute erleben, konnte es in dieser Welt nicht geben. Jeder war Teil seiner Familie bzw. Sippe, auf Gedeih und Verderben. Nur so konnte man im Bedarfsfall hinreichend schlag- und überlebensfähig agieren. Die Sippe war alles und das Individuum dessen integraler Bestandteil. Die Idee, wonach die Menschen seinerzeit unter fehlenden individuellen Freiheiten gelitten hätten, ist eine romantische Rückprojektion. Selbstverwirklichung in der Vor- und Frühgeschichte gab es nicht bzw. sie war identisch mit dem Leben als Teil der Gemeinschaft. Man kann nur das vermissen was man kennt.

Von der Jungsteinzeit in die Moderne

In der Jungsteinzeit wurden Landwirtschaft und Viehzucht entdeckt und kultiviert, was Sesshaftigkeit und Vorratshaltung bedingt. Klimatische Veränderungen werden dies begünstigt haben. Unabhängig davon hatte diese Entwicklung den Vorteil einer systematisch betriebenen Zukunftssicherung. Der technische Fortschritt erzwang weitere Rollendifferenzierung, die wiederum neben Begabung eine entsprechende Ausbildung und Training voraussetzt. Zusammengenommen ergaben sich so mit zwingender Logik die „alles hat seinen Platz und seine Ordnung--Epochen". In Gegenden, in denen sich Nahrungssicherung nur mit großen Arbeitsgruppen realisieren ließ, etwa was die Anlage von Dämmen und Bewässerungskanälen anbelangt, etablierten sich schon früh hierarchische Sozialstrukturen. Angesichts der zu bewältigenden Aufgaben und aus der Perspektive ihrer Zeit heraus waren sie gottgegeben – alternativlos. So wurde es möglich, sieben magere Jahre zu überstehen. Dazu musste die Gesellschaft wie ein Räderwerk funktionieren.

Jeder war ein Rad, das sich an der Stelle, an dem es sich befand, zuverlässig drehen musste. Sei es ganz oben oder auch ganz unten, als Pharao, als Schreiber, als Bauer, als einfacher Handwerker oder Sklave. Individuelle Freiheitsgrade waren kaum vorhanden, einhergehend damit, dass der Sohn den Beruf und Besitz des Vaters übernahm, die Tochter die Rolle der Mutter und das – theoretisch – in unendlicher Generationen-Reihe. Jeder bleibt sozial in dem Stand, in den er hineingeboren wurde. Alles andere wäre Chaos und wieder die göttliche Ordnung. Ordnung muss sein. Dies war der gesellschaftliche Nenner vom alten Ägypten bis weit in die Neuzeit hinein. Je nach heutiger Perspektive imponieren diese Gesellschaften, die sich u. a. in barocken Königshäuser manifestierten, als märchenhaft und traumhaft klar strukturiert (welches kleine Mädchen wäre nicht gerne Prinzessin?) oder auch als Gegenteil davon (Sklavenhaltergesellschaft die durch Revolutionen hinweggefegt werden mussten). Sicher, es gab immer wieder Versuche Einzelner oder kleiner Gruppen ihre individuellen Freiheitsgarde, Macht, Besitz und nicht zuletzt ihr individuelles Prestige zu erhöhen. Dabei ging es zumeist nicht drum, eine andere, bessere Gesellschaftsordnung zu schaffen, sondern darum als schlecht erachtete Herrscher ab- und sich selber an deren Stelle einzusetzen. Irgendwann, zumal im alten Griechenland, entdeckt sich das Individuum als ein potentiell eigenständiges Wesen, das auch außerhalb des sozialen Getriebes stehen und sich reflektieren konnte. Es kam zu ersten Demokratie-Versuchen. Angesichts turbulenter, existenziell-bedrohlicher Entwicklungen, Reiche gingen unter und Völker wanderten, blieb für die Mehrheit die Einordung in bestehende und sich neu bildende Systeme, in (vermeintlich) Gott gegebene oder (vermeintlich) vernünftige Ordnungen, naheliegend bis selbstverständlich. Auch noch nach der Französischen Revolution.

Individualismus in Kombination mit dem Leistungsprinzip. Hieraus resultierte die Dynamik, die letzlich die „alles hat seinen Platz und seine Ordnung-Epoche" aus den Angeln hob. Mach was aus Dir, lerne, strenge dich an. Gott liebt diejenigen, die erfolgreich sind. Sich regen bringt Segen. Nur wer etwas leistet ist etwas wert! Was heute bedrohlich, stressig und mit den Menschenrechten unvereinbar zu sein scheint, hatte und hat bis heute Qualitäten, die Menschenbild und Gesellschaft fundamental prägen. In umschriebenen Konstellationen, z. B. den Hansestädten, und dann auf dem Boden der industriellen Revolution, trat die bürgerliche Leistungsgesellschaft ihren Siegeszug an. Aufgeklärt, rational, Gewinn-maximierend, höher, schneller, weiter… und in jedem Fall individuell-autonom In mehreren Revolutionen sprengte diese moderne Dynamik die tradierten Systeme. Zwischenzeitliche kommunistische Fehlversuche blieben theoretisch ambitionierte, praktisch oft tragische Episoden. Seit zwei Weltkriegen und angesichts der aktuellen VUKA-Welt-Verwerfungen (**V**olatilität – schnelle, unkalkulierbare Veränderungen, **U**nsicherheit, **K**omplexität und **A**mbiguität – Mehrdeutigkeit,

z. B. Strunk et al. 2020) wurde und wird zunehmend spürbar, dass auch die bürgerliche Leistungsideologie nicht nur Nebenwirkungen sondern auch ihre Grenzen hat. Was nun?

VUCA-Welt und andere Relativitäten
Exponentielle technische und wissenschaftliche Fortschritte einschließlich der Digitalisierung führten zu einer fundamentalen Relativierung aller bisherigen Grundannahmen. Gemeinsam-verbindliche gesellschaftstragende und Individuen formende Werte und Perspektiven ergaben sich daraus nicht (Abb. 2.1). Wir wissen nun, dass alles Wissen von der Perspektive abhängt und es keine einfachen Wahrheiten geben kann. Es gibt nur noch unterschiedliche Perspektiven und (jenseits der Mathematik) keine allgemeinverbindlichen Wahrheiten, Wertmaßstäbe und Ziele. Auch wir selber als Individuum sind Konstrukte. Abhängig u. a. vom jeweiligen sozialen Kontext denken, reden und empfinden wir anders. Authentizität und Persönlichkeit als lebenslang-stabile Faktoren sind romantische Träume (Baumann 2015; vgl. Staemmler 2015).

Die hier stark komprimierte Essenz der Postmoderne ist theoretisch gut begründet, ohne bislang im Bewusstsein der Menschheit angekommen zu sein. Daraus resultiert eine erhebliche, potentiell gefährliche Diskrepanz zwischen der epochalen Ideologie und dem relativ dazu traditionellen (mitunter romantischen) spontanen Selbstverständnis der allermeisten Menschen als autonom-authentische Individuen. Demnach muss und kann jeder nur selber wissen, was für ihn gut und richtig ist (z. B. Otyakmaz und Kağıtçıbaşı 2016). Selbst noch pubertäre, maximal um-

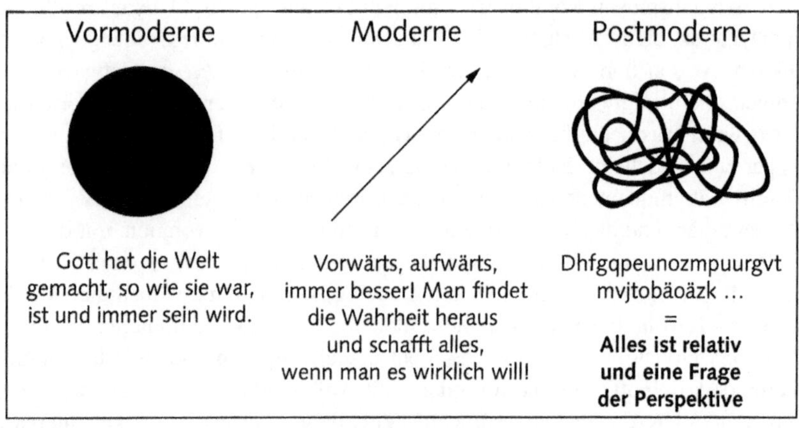

Abb. 2.1 Perspektiven, Werte und Ziele im Wandel

sorgte und täglich mehrstündig im Internet sozialisierte Heranwachsende. Jeder ist apodiktisch in der Lage und fähig die zentralen Entscheidungen auf seinem Lebensweg kompetent zu treffen und dafür die Verantwortung zu übernehmen. Um den Führerschein zu bekommen braucht man einiges an Theorie, Fahrstunden und schließlich eine bestandene Prüfung. Um sein Leben, ein viel komplexes Phänomen, selbstverantwortlich fahren zu können, muss man nur 18 Jahre alt geworden zu sein. Wer nicht klarkommt, der ist zunächst super autonom. Und irgendwann, wenn die Person in eine Sackgasse geraten ist, dann ist sie soweit nicht andere daran Schuld sind, offenbar psychisch krank. Selbstwert-Probleme und (zunehmende) Einsamkeits-Konstellationen sind nicht zuletzt Nebenwirkungen eines misslungenen Spagats zwischen individuellen Selbstansprüchen und fehlenden Kompetenzen. „Du bist Du das ist der Clou!" ist ebenso real wie die Marginalisierung und Auflösung des Individuums in den unendlichen Weiten der virtuellen Welten.

Orientierungslosigkeit: ein in seinen Konsequenzen vom sozialen Kontext abhängiges Phänomen
Sinn und Zweck der kultur- uns sozialgeschichtlichen Skizze war es nachvollziehbar zu machen, dass und warum Orientierungslosigkeit heute für Heranwachsende eine existenziell andere Qualität hat als in den Epochen zuvor. Wenn sich seinerzeit Jugendliche unsicher waren, welchen Beruf sie ergreifen wollen, dann sorgte das soziale System dafür, dass Orientierung, wenn auch nicht als solche empfunden, so doch praktisch gelebt wurde. Erschwert wird die Situation heute zudem durch das viel diskutierte Über-Angebot an Studien und Ausbildungen respektive an berufliche Möglichkeiten (Bertelsmann Stiftung 2022). Letztlich dürfte dies aber nicht das entscheidende Problem sein: Wer eine berufliche Richtung definieren kann, der hat beste Chancen, etwas Flexibilität vorausgesetzt, online oder in Info- und Beratungsstellen fündig zu werden. Wer hingegen grundlegend orientierungslos ist, dem kann die im Internet-Informationsflut auch nicht helfen. Wer nicht weiß nach was er sucht, dem wird angesichts der vielen guten Ratschläge und Möglichkeiten so schwindelig wie einem staunenden Beobachter angesichts des sternklaren Himmels. Fassen wir zusammen:

Haben es Heranwachsende heute schwerer als Heranwachsende früher?
Aus der Perspektive der bürgerlichen Leistungsgesellschaft heraus gesehen haben sie es entschieden besser! Alle sind sozial abgesichert. Die Schulen sind kostenlos, es gibt zahlreiche Zugangswege zu qualifizierten Berufen. Wer nicht von zuhause aus finanziell abgesichert ist, dem stehen viele Möglichkeiten finanzieller Förderung offen. Und dazu noch einen arbeitsmarkt, der dringend junge Mitarbeiter sucht.

Aus der postmodernen Perspektive heraus ist die Frage falsch gestellt. Es gibt „den Heranwachsenden" nicht, sondern dazu und darauf viele Perspektiven und annähernd unendlich viele Möglichkeiten. Genau das ist das Problem, vor dem Heranwachsende steHen! Noch nicht einmal die Frage, ob sie es nun schwerer oder leichter haben, lässt sich klar beantworten. Und die Frage nach dem Ziel und dem Sinn des Lebens, jenseits von Spaß haben und Freunde treffen, sowieso nicht. Eltern, die Vorgaben machen wollen, gehören bestraft! Oder sollten sie vielmehr das Bundesverdienstkreuz erhalten?

Die historisch-soziale Perspektive und die moderne Psychotherapie
Die Autoren hoffen, dass bei der Lektüre des historischen Abrisses spürbar wurde, warum diese Perspektive, ergänzend zu den im Fach etablierten, u. a. in psychotherapeutischen Fachbüchern üblicherweise eingenommenen, Allgemeingültigkeit implizierenden Haltungen, Standard werden sollte. Und zwar nicht nur, wenn es dezidiert um inter- und transkulturelle Themen und Fragestellungen geht. Es gibt de facto keine psychotherapeutisch relevanten Aspekte, die ähnlich reinen Zahlen konstante Naturphänomene wären. Dass dies bislang, abgesehen von sich historisch bzw. kulturvergleichend verortenden Beiträgen (Machleidt und Calliess 2016; vgl. Maurer et al. 2023), in Wissenschaft und Praxis bislang gerne übersehen wird, ist bemerkenswert. Psychoanalytische Begriffe spiegeln die bürgerliche Welt um 1900 und gelten bis heute als quasi-Wahrheiten. Darin und in analog-tradierten Begriffen anderer Therapieschulen mag die relative Stabilität der Welt in der Zeit seit dem zweiten Weltkrieg (Ost versus West) mitverantwortlich sein. Erst jetzt, nachdem sich die Rahmenbedingungen fundamental verändert haben, wird diese vermeintlich stabile Epoche der „alten" BRD und der DDR (und darüber hinaus der westlichen Welt) als historisch mutmaßlich einzigartiges Phänomen erkennbar. Darüber hinaus dürfte auch das Bedürfnis, aus Psychiatrie und Psychotherapie eine (Natur-) Wissenschaft zu machen, eine Rolle spielen. So ging der dezidierte Auftrag der amerikanischen psychiatrischen Gesellschaft an Robert Spitzer, der die 1980 erschienene DSM-III Klassifikation (die Grundlage der folgenden DSM und ICD-Versionen) konzipierte und publizierte (Koehler und Saß, 1984). Psychiatrische Diagnosen werden demnach nicht mehr anhand der vermuteten Ursachen, sondern anhand von spezifizierten Symptomen und deren Verlauf gestellt (Dilling et al, 2011; vgl. Levold 2021). Vor diesem als tragfähig postulierten Ansatz ausgehend (wobei die Reliabilität der Diagnosen unbefriedigend und deren Validität hypothetisch blieb) etablierte sich die moderne Psychotherapieforschung durch idealerweise aufeinander aufbauende Arbeiten (und in einem exponentiell anwachsenden Netz von Zitat-Bezugnahmen) mit dem Selbstverständnis einer auf diese Weise zwangsläufig zu Fortschritt und stetiger Verbesserung führenden Disziplin.

Wie relativ, also nicht modern, sondern postmodern, viele der bis heute im therapeutischen Alltag als gesichert gehandhabte Ansichten sind, lässt sich unschwer anhand der historisch-sozialen Skizze explizieren. So finden sich z. B. in Therapiemanualen zur Stress- und Depressionsbewältigung regelmäßig Passagen, wonach Individuen lernen müssen sich abzugrenzen und nicht den Erwartungen anderer entsprechen sollen. Vielmehr gelte es, eigene Bedürfnisse zu klären, sein Leben selbstbestimmt daran auszurichten und „einfach ganz man selber" zu sein. Dass diese in der aktuellen Psychotherapie als Selbstverständlichkeiten gehandhabten Erkenntnisse individualistische Ideologie in Reinkultur sind und in anderen gesellschaftlichen Konstellationen bedenklich bis abwegig wären, dürfte aus postmoderner Meta-Perspektive heraus betrachtet unübersehbar sein. Bedenklich ist, dass nicht-individualistische Gesellschaften einhergehend damit leicht als rückständig bzw. für darin lebende Individuen als schlechter assoziiert werden (vgl. Hillert, S. et al. 2023). Ob Menschen in anderen sozialen Systemen bzw. Epochen nun unglücklicher (oder gar glücklicher) waren oder sind als die in westlichen Ländern heute, ist auch deshalb eine müßige Frage, weil individuelles Glück-Erleben nicht unabhängig von den jeweiligen sozialen Normen und Werten sein kann (vgl. Mogi 2023). Darüber hinaus und mit Blick auf die in den vergangenen Jahrzehnten, verstärkt durch die mit der Corona-Pandemie begründeten Maßnahmen, steigende Zahl psychisch belasteter Jugendlicher in Deutschland (z. B. Orban et al. 2024) verliert die Idee, wonach Individualismus und hohe Freiheitsgrade alleine Glück, Zufriedenheit und Lebensqualität garantieren, zunehmend an Überzeugungskraft. Die Postmoderne frisst ihre Kinder nicht. Sie hegt und pflegt sie derzeit noch, gibt ihnen alle Rechte und unbegrenzten Internet-Zugang. Eben damit hat sie auch das Potential, Heranwachsende abgrundtief zu verunsichern. Orientierungslosigkeit im Sinne dieses Essentials wird konkret in diesem Rahmen zu einem existenziellen Risikofaktor für anhaltenden Stress, geringe Lebensqualität und damit auch für die Manifestation und Aufrechterhaltung psychischer Störungen (z. B. Bolton 2022). Existenzielle Absicherung ist noch garantiert. Aber ansonsten gibt es kein Netz und keinen doppelten Boden.

Generationen-Zugehörigkeit und die (unendliche) Generation Z-Diskussion
Abschließend ist ein Blick auf die in Fachwelt und Öffentlichkeit intensiv geführte Diskussion um reale und vermeintliche Unterschiede zwischen den Generationen fast unvermeidlich. Ist Generation Z verweichlicht, arbeitsscheu und primär am eigenen Wohl interessiert oder sollte sie, im Gegenteil, als Vorbild für ältere Generationen dienen, die noch lernen müssen, sich abzugrenzen?

Der Generationen-Ansatz ist der Versuch, ausgehend von Gruppen in definierten Zeiträumen geborener Menschen, eine Typologie zu erstellen. Baby-Boomer sind demnach die zwischen 1950 und 1964 geboren (je nach Autor bzw. Quelle weichen die Jahreszahlen etwas voneinander ab; da es hier ums Prinzipielle geht, wird auf die Darlegung solcher Details verzichtet). Diese Gruppe sei besonders leistungsorientiert. Weil es so viele waren haben sie gelernt sich anzupassen. Zudem sind sie in hohem Maße loyal. Der Fokus der nachfolgenden Generation X (1965–1979) liege dann mehr auf der Work-Life-Balance, während der Generation Y, den zwischen 1980 und 1994 geborenen, der Sinn ihrer Tätigkeit besonders wichtig sei. Generation Z, die erste in der digitalen Welt sozialisierte Generation, zeichne sich durch soziale Verantwortung aber auch eine hohe Fokussierung auf das eigene Wohlbefinden aus („…*meldet sich krank, wenn ihr etwas nicht passt"*). Generation alpha (2010–2024) schließlich lege Wert auf Kreativität, was aber – aufgrund des noch jungen Alters der Betreffenden – derzeit noch nicht abschließend beurteilbar ist. Die hier nur pointiert angerissene Charakterisierung der Generationen wurde und wird in der einschlägigen Literatur (mitunter inkonsistente) diskutiert (z. B. Hurrelmann et al. 2019; Wunderlin 2021; Maas 2024). Was das Thema „Orientierung" anbelangt stehen sich dabei traditionell-sozialisierte und entsprechend orientierte Baby-Boomer und die diesbezüglich in erheblich höherem Maße verunsicherte Generation Z gegenüber. Die heterogene Bewertung dieser Unterschiede wurde bereits angedeutet. Generation Z wird für ihre Unzuverlässigkeit und die Tendenz zur Vermeidung von Arbeit kritisiert („die jungen Krankenpflegerinnen melden sich krank, wir älteren müssen dann deren Arbeit mitmachen…"). Andererseits wird eben dies Verhalten als vorbildlich gelobt. Ältere Generationen sollten sich daran orientieren, mehr auf das eigene Wohlbefinden achten und sich weniger von anderen ausbeuten lassen. Entsprechend werden Generation-Z-Angehörige mitunter auch als Opfer der von älteren Generationen dominierten Welt bedauert. Alternativ gelten sie als sich vor Verantwortungsübernahme drückende Personen, was in beruflichen Kontexten mitunter als beklemmend-real wahrgenommen wird. Praktisch, etwa im Coaching (z. B. Kring und Hurrelmann 2019), gilt es die Perspektiven zusammenzuführen (*„Wir müssen wieder lernen einander zuzuhören"* bis *„wir müssen die Jugend nehmen so wie sie ist, wir haben keine andere"*). Allseits überzeugende Strategien sind diesbezüglich derzeit nicht in Sicht.

Aber ist die ganze generationen-Diskussion nicht, methodisch gesehen, bodenlos und damit inhaltlich überflüssig? Diesen Standpunkt vertreten dezidiert sich methodisch positionierende Wissenschaftler (z. B. Rauvola et al. 2019). Demzufolge ist – nachvollziehbarerweise – jede Kategorien-Bildung aufgrund von Geburtsjahren willkürlich. Entsprechend seien diese Typologien von vorne herein unseriös. Und die darin beschriebenen Unterschiede spiegeln schlicht das unterschiedliche Lebensalter der Betreffenden: Jugendliche waren und sind eben Ich-bezogener, ältere Menschen eher integrativ etc.. Wenn man dies in Abzug bringe, dann lösen sich die Generationen-Unterschiede in Luft auf! Diese Experten stört das in der Diskussion anklingende Blaming Jüngerer besonders. Schließlich haben sich Ältere schon immer über jüngere Menschen beklagt, denen es an Moral, Fleiß und auch Orientierung fehle. Junge Genrationen in Schutz zu nehmen ist ehrenwert, aber ist die Generationen-Frage damit wirklich beantwortet?

Angesichts der hitzigen Diskussion bleibt mit Blick auf die zu Beginn dieses Kapitels skizzierte historische Entwicklung zu konstatieren, dass es in einer sich dynamisch entwickelnden Gesellschaft zwangsläufig Generationen-Unterschiede geben muss. Gäbe es sie nicht, dann würden wir weiter in der Vor- und Frühgeschichte oder der „alles hat seinen Platz und seine Ordnung-Epoche leben. Wie die teils sicher graduellen Generationen-Unterschiede gemessen und ab wann sie als kategorisch bewertet werden, ist eine andere Frage. Ein methodisch sauberer Ansatz dazu sind die sozialen SINUS-Milieus (Barth et al. 2023; Calmach et al. 2024). Hier werden nicht trennscharfe aber durch gemeinsame Lebensweisen, Werte und Ziele charakterisierte soziale Milieus definiert und deren Entwicklung im Zeitverlauf aufgezeigt (vgl. Abb. 3.4).

Orientierungslosigkeit bei Jugendlichen und Adoleszenten heute: empirische Befunde

3

Wie lässt sich berufliche und lebensperspektivische Orientierung bzw. Orientierungslosigkeit von Heranwachsenden erfassen? Diesbezüglich unterscheidet sich das Phänomen von komplexen psychologischen Parameter (wie z. B. Motivation, Resilienz, Selbstwert, soziale Kompetenz etc.). Letztlich geht es hier „nur" um möglichst konkrete Antworten auf die Frage: *„Was haben Sie/hast Du im Leben/beruflich vor?"* Wenn als Antwort darauf ein Beruf bzw. einer Art sein Leben zu führen genannt wird und dies nicht z. B. aus „erwünschtem Antwortverhalten" resultiert, kann davon ausgegangen werden, dass die befragte Person sich mit dem Thema beschäftigt hat und, wie und warum auch immer, für sich eine (zumindest im betreffenden Moment als verbindlich erlebte) Festlegung treffen konnte. Umgekehrt ist das Ankreuzen der Kategorie „Weiß nicht" als Fehlen von entsprechender Orientierung zu werten. Selbstverständlich ist innerhalb des damit umrissenen Ja bzw. Nein-Spektrums mit Zwischentönen zu rechnen, etwa mit Überlegungen wie: *„ich mache lieber ein Studium als eine Ausbildung, ich weiß aber noch nicht welches…"* sowie ambivalenten Positionen zwischen Pflichtgefühl (*„Was erwarten meine Eltern?"*) und Neigung (*„Ich würde gerne…"*). Ausgehend von der im ersten Kapitel dargelegten Definition ist und bleibt Orientierung ein qualitatives Phänomen: ja oder nein, mit ambivalenten, letztlich dann aber eher „nein" bedeutenden Aspekten. Psychologisch gesehen impliziert Orientierung, zumal dann, wenn sie sich im für die Person und Situation realistischen Bereich bewegt, einerseits eine sinn-Dimension. Diese motiviert im Idealfall dazu, sich aktiv den Herausforderungen zu stellen, die überwunden werden müssen, um das jeweilige Ziel zu erreichen.

© Der/die Autor(en), exklusiv lizenziert an Springer-Verlag GmbH, DE, ein Teil von Springer Nature 2026
A. Hillert et al., *Orientierungslosigkeit von Jugendlichen und Adoleszenten*, essentials, https://doi.org/10.1007/978-3-662-73003-4_3

Wenn direkt nach beruflichen Perspektiven gefragt wird

Aktuell legt etwa ein Drittel der Abiturienten nach dem Abitur ein Sabbat-Jahr ein, um sich zu erholen und/oder zu orientieren. Repräsentativen Umfragen zur Folge fühlen sich Jugendliche mehrheitlich mit der Berufswahl überfordert (Bertelsmann Stiftung 2022), wobei weniger ein Mangel als die Unübersichtlichkeit der Informationen als Problem erlebt wird (Calmbach et al. 2024). Mehr als ein Drittel aller Ausbildungsverträge werden aufgelöst (Uhly 2023), je nach Studienfach brechen bis zu 50 % und mehr ein einmal begonnenes Studium ab (Heublein et al. 2022). Für Jugendliche aus prekären Verhältnissen war es – aufgrund einer Kombination objektiv schwieriger Außenbedingungen und ebenfalls schwieriger innerer, in den entsprechenden Milieus vertretener Haltungen – nie leicht, den Einstieg in eine Berufsausbildung und eine stabile berufliche Biographie zu finden (Bos et al. 2010). Ein Ratgeber mit dem prägnanten Titel „Wozu nach den Sternen greifen, wenn man auch chillen kann?" (Bartholomäus 2019) landete auf der Spiegel-Bestsellerliste und Bücher wie „Generation arbeitsunfähig" (Maas 2024) können zumindest als Hinweis darauf verstanden werden, dass zunehmend auch orientierungslose Jugendliche mit höherer Schulbildung bzw. aus „besseren Familien" ein gesellschaftsimmanentes Problem sind.

Die Frage nach den beruflichen Plänen überrascht heute weder gesunde noch psychisch belastete Jugendliche. Gesunde Gymnasiasten können auf diese Frage, aktuellen Erhebungen zur Folge, etwa zu 57 % mit der Nennung eines konkreten Berufes bzw. Berufsfeldes beantworten. Die Quote bei psychisch erkrankten, in stationärer Behandlung befindlichen Jugendlichen ist deutlich geringer und liegt im Bereich von 39 %. Selbst Fachakademie-Schülern, bei denen eigentlich zu erwarten wäre, dass für sie die Entscheidung eben diese Schule zu besuchen mit einer beruflichen Vor-Entscheidung verbunden ist, waren sich 47,2 % nicht sicher, tatsächlich jemals in einem in diesem Berufsgeld liegenden Beruf tätig zu werden (Hillert et al. 2018). Ergebnisse dieser Art bestätigen zunächst einmal wertfrei die Vermutung, dass viele Jugendliche in höheren, auf eine akademische Laufbahn vorbereitenden Schulen, oft noch unmittelbar vor und nach dem Abitur keine konkreten Vorstellungen von ihrer beruflichen Laufbahn haben. Wobei sich, auch mit Blick auf die gesellschaftliche Situation die Frage stellt, ob dies als Ausdruck gelebter individueller Freiheit und Offenheit oder als Problem zu werten ist. Die Relevanz von Orientierungslosigkeit lässt sich u. a. daraus ableiten, ob bzw. in welcher Form diese mit subjektivem Belastungserleben, mit der Leistungsfähigkeit und, bei psychisch erkrankten Jugendlichen, mit deren Prognose korreliert.

Ausgehend von in der Kinder- und Jugendpsychiatrie aber auch in der Gesellschaft vertreten Meinungen, wobei das Buch von Prof. Dr. med. Michael Schulte--Markwort (ders. 2015) „Burnout-Kids" dies am prominentesten vertritt, wäre zu

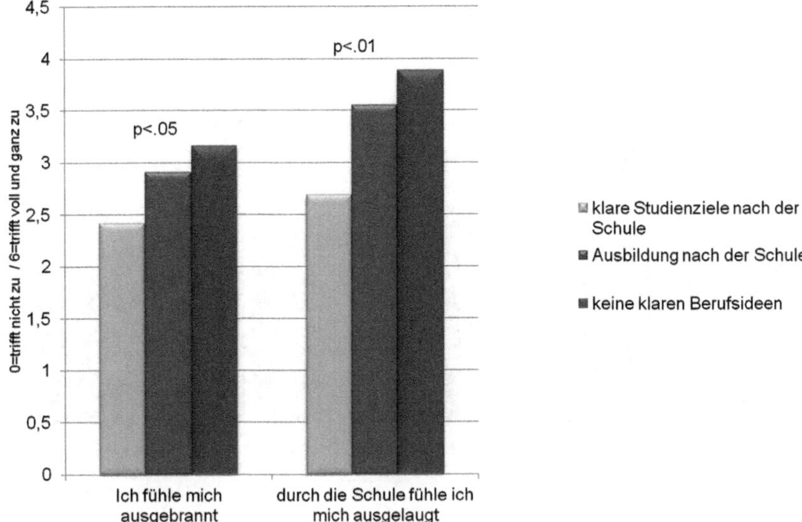

Abb. 3.1 Berufliche Perspektiven und Belastungserleben bei Gymnasiasten (Hillert et al. 2018)

vermuten, dass berufliche Orientierung in vielen Fällen aus familiärem bzw. sozialem Druck resultiert und somit für die betreffenden Heranwachsenden eine mehr oder weniger große Belastung darstellt. Wie dargelegt: Orientierungslosen Jugendlichen steht, ganz ohne äußeren Druck, die ganze Welt und alle Berufe offen. Entsprechend wäre zu erwarten, dass sich Orientierungslose weniger belastet bzw. weniger „ausgebrannt" fühlen, als Orientierte. Dies wurde in mehreren Erhebungen untersucht: Berufliche Perspektivlosigkeit korreliert entgegen der zitierten Annahme signifikant mit erhöhtem Belastungs- und Burnout Erleben (Abb. 3.1)!

Parallel dazu wurden die Jugendlichen nach ihren lebensperspektivischen Werten gefragt (jeweils auf einer Skala von 1 = trifft überhaupt nicht zu bis 6 = trifft voll und ganz zu beantworten):

1. Das Wichtigste im Leben ist es, viel Geld zu verdienen.
2. Der Beruf sollte vor allem Spaß machen.
3. Das Wichtigste im Leben ist es, im Beruf Erfolg zu haben.
4. Partnerschaft, Familie und Freunde sind am Wichtigsten, der Beruf ist Nebensache.

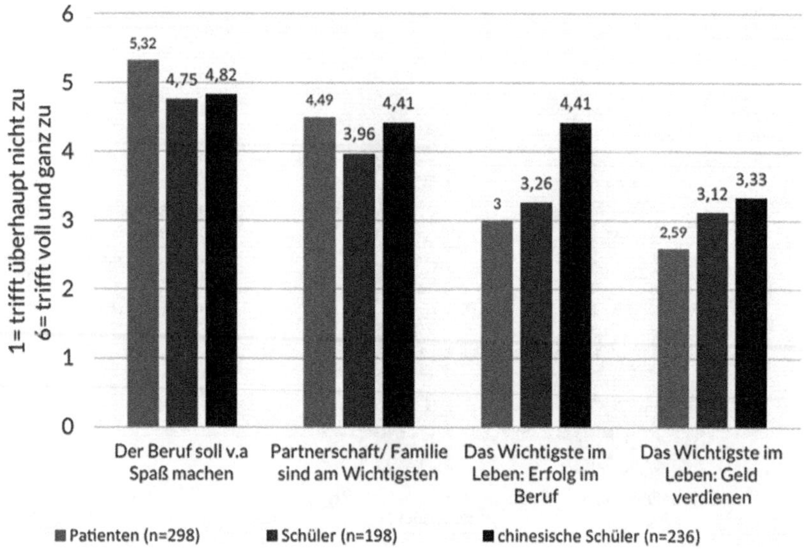

Abb. 3.2 Werte von Jugendlichen: psychisch erkrankte, deutsche und chinesische Gymnasiasten (Hillert et al. 2023)

In allen befragten Gruppen, gesunden wie psychisch erkrankten Jugendlichen in Deutschland (und auch in China, im Stadtgebiet vom Shanghai, Hillert et al. 2023) ergab sich ein identisches, in seiner Prägnanz eindeutiges Muster. „Spaß haben" nimmt bei allen Befragten den Spitzenplatz ein, gefolgt vom sozialen Aspekt. „Karriere machen" und „Geld verdienen" fanden sich stets mit deutlichem Abstand auf den hinteren Rangplätzen (Abb. 3.2). Wird die individuelle Sinn-Konstellation mit in die Auswertung einbezogen, dann akzentuieren sich die oben beschriebenen Ergebnisse weiter. Orientierungslose, zudem Spaß besonders hoch als Zieldimension angebende Jugendliche, sind die sich subjektiv als am stärksten belastet erlebende Gruppe. Beruflich orientierte, neben Spaß auch Karriere und Geld verdienen im Blick habende Jugendliche, erleben sich als am weniger belastet und somit als am gesündesten.

Orientierungslosigkeit als Verlaufsprädiktor bei psychisch erkrankten Jugendlichen

Diese Befunde bestätigen Erhebungen bei psychisch erkrankten, aufgrund von Depressionen, Angst-, Zwangs und Essstörungen stationär behandelten Jugendlichen. Zum einen ist die Quote orientierungsloser Jugendlicher unter den Erkrankten

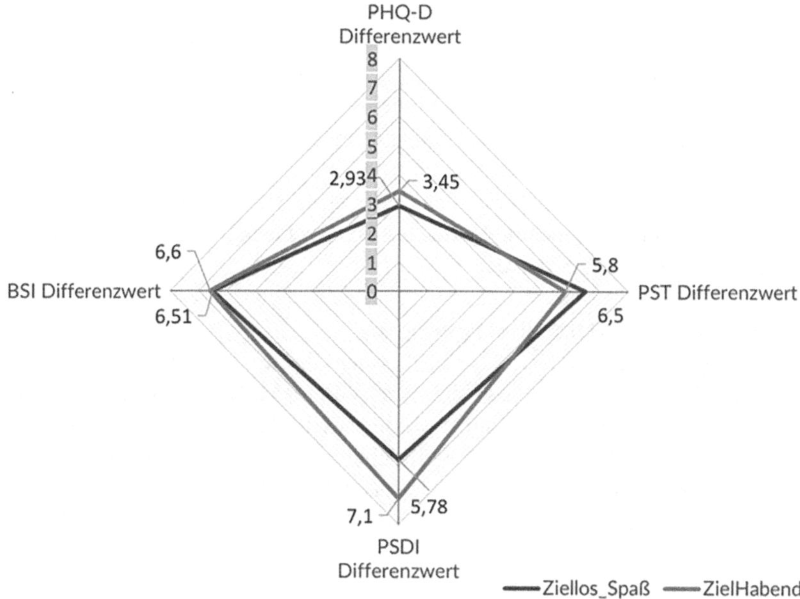

Abb. 3.3 Vergleich Ziele versus Ziellos und spaßaffin als Verlaufsprädiktoren stationärer Psychotherapie jugendlicher Patienten

(knapp 42 %) noch höher als unter den Gesunden. Zum anderen ist der Therapieverlauf orientierungsloser Jugendlicher, bei gleicher Diagnose bzw. Symptomatik, weniger erfolgreich bzw. langwieriger als bei orientierten (Abb. 3.3).

Zusammengenommen widerlegen diese Befunde substanziell die Ansicht, wonach berufliche Orientierung für Jugendliche problematisch sein könnte. Vielmehr zeigt sich das Gegenteil: während Orientierungslosigkeit ein Risikofaktor für erhöhtes Belastungserleben und, im Falle psychischer Erkrankung, für einen schlechteren Verlauf ist, erweist sich berufliche Orientierung als wichtiger Resilienz-Faktor.

Selbstverständlich lassen sich diese Ergebnisse kritisch diskutieren und differenzieren. Mittelwerte bedeuten nicht, dass es im Einzelfall nicht auch anders sein kann. Im klinischen Alltag begegnet man durchaus auch Jugendlichen, die unter der Last der Erwartungen ihrer Familie (z. B. wenn ein Familienbetrieb übernommen werden soll) leiden. Selbst dann, wenn die Eltern Verständnis hätten, wenn sich Tochter oder Sohn gegen die Fortsetzung der jeweiligen Tradition entscheiden. Der Regelfall ist eben dies aktuell offenbar aber nicht mehr. Angesichts unserer oft als VUKA-Welt beschriebenen Gegenwart (s.o.), in der es eben keine allgemein-verbindlichen gesellschaftlichen Zieldimensionen mehr gibt und sich jedes Individuum, vor dem Hintergrund postmoderner Beliebigkeit selber definieren muss (Abb. 2.1), sind konkrete berufliche Zielvorstellungen offenbar ein psychisch stabilisierender, Sinn-gebender, gleichermaßen motivierender und Identität begründender Faktor. Umgekehrt erhöht Orientierungslosigkeit bei erkrankten Jugendlichen das Risiko der Chronifizierung respektive das Risiko, dass die jeweilige Diagnose und eben nicht individuelle Lebensperspektiven ein maßgeblich die Identität prägender Faktor werden.

Schützen Werte vor Orientierungslosigkeit?
Ist die Jugend heute anders als früher, welche Werte, Ziele und Zukunftsvorstellungen hat die Jugend heute? Umfragen zu dieser Thematik haben Konjunktur, was bereits für sich genommen auf eine hohe gesellschaftsimmanente Verunsicherung hinweist. Relativ dazu haben die Ergebnisse der umfangreichen Erhebungen relativ dazu eher entwarnenden Charakter, etwa die 19. Shell Jugendstudie mit dem Untertitel »Pragmatisch zwischen Verdrossenheit und gelebter Vielfalt«. (https:// www.shell.de/ueber-uns/initiativen/shell-jugendstudie-2024.html), in der sich demnach z. B. 82 % zu den Werten Fleiß und Ehrgeiz bekennen. Zudem werden Verlässlichkeit, ebenso wie Freundschaft hochgehalten, Umweltschutz und Toleranz u. a. werden weiterhin von der großen Mehrheit als wichtig angesehen. Die SINUS-Jugendstudie 2024 (Calmbach et al. 2024) geht relativ dazu vom Modell der SINUS-Milieus bzw. Jugend-Milieus aus, das Milieus als informelle, u. a. durch ähnliche Werte und Ziele verbundene Gruppen definiert. Die entsprechenden, anhand repräsentativer Bevölkerungsumfragen erstellen „Kartoffelgraphiken", positionieren eher traditionell orientierte Gruppen links, bezüglich ihrer Werte „moderne" Gruppen rechts (Abb. 3.4). Je weiter oben eine Gruppe positioniert erscheint, umso besser ist deren materielle und (oft parallel dazu) deren Bildungsniveau. Die SINUS-Jugendbefragung lässt auf dieser Grundlage differenzierte bzw. spezifischere Aussagen zu. Nachdem die jeweils vertretenen Werte mitentscheidend für die Milieu-Zuordnung sind, überrascht nicht, dass Traditionell-Bürgerliche Jugendliche eben solche Werte und z. B. Experimentalisten eher haedonistische Werte (z. B. *„Was ich will ist Spaß… und Unterhaltung"*) vertreten.

Für unser Thema ist die Frage entscheidend, welche Werte aktuell Resilienz- bzw. Risikofaktoren für die psychische Gesundheit sind. Eben dies wurde in den vorliegenden Erhebungen nicht erfasst. Allerdings liegen Erhebung von in stationärer psychosomatischer bzw. psychotherapeutischer Behandlung befindlicher Jugendlicher vor (n = 298). Diese zeigen eindrücklich (Abb. 3.5), dass zumindest

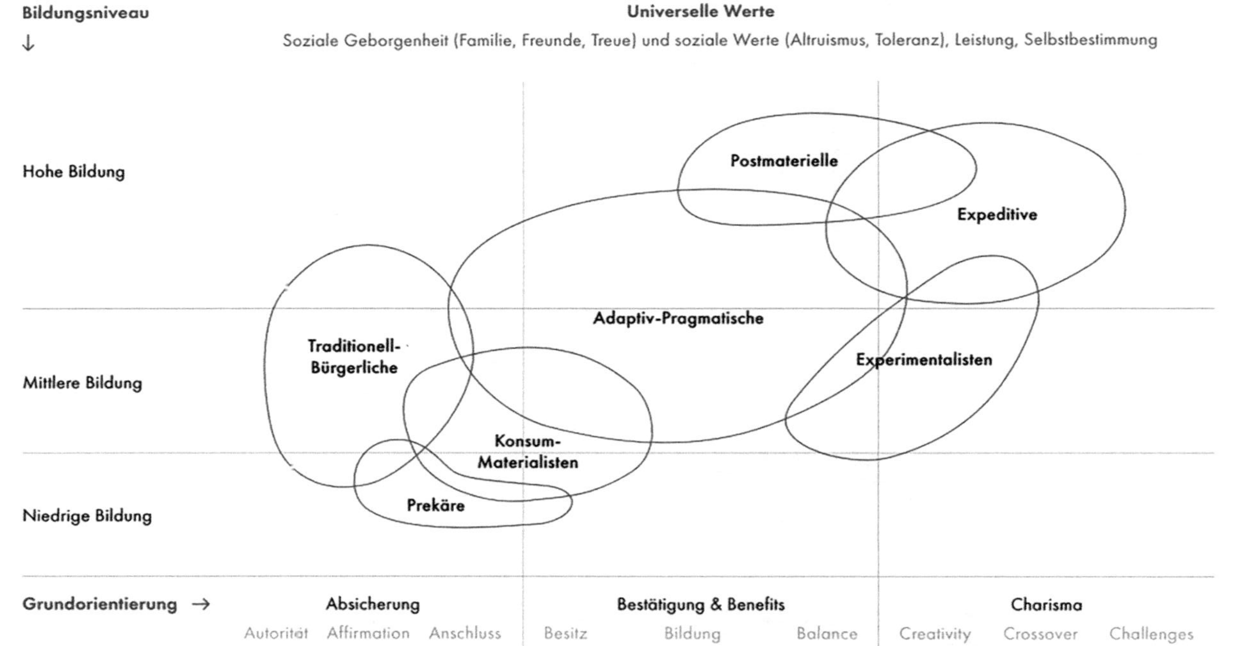

Abb. 3.4 Sinus-Modell für jugendliche Lebenswelten vor 2024, SINUS Markt- und Sozialforschung GmbH

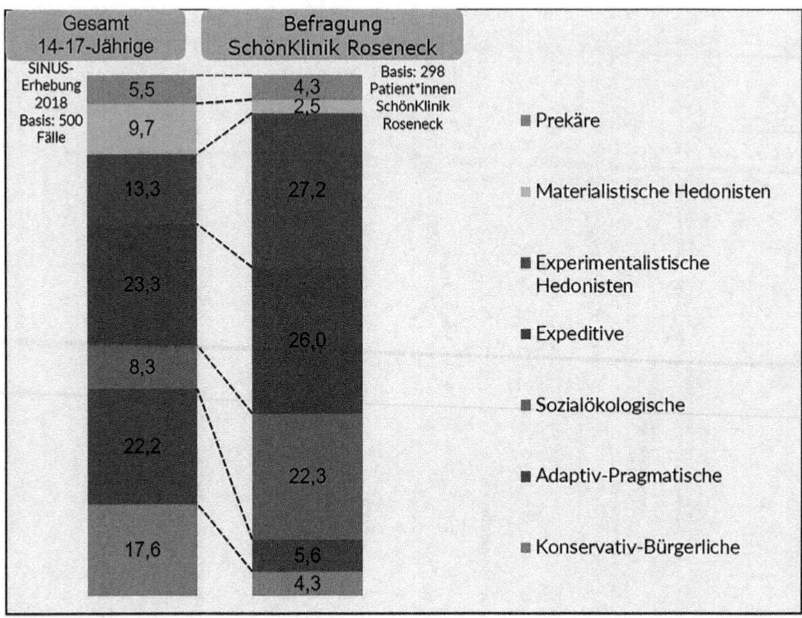

Abb. 3.5 SINUS-Jugend-Milieus: Psychosomatisch erkrankte versus gesunde Jugendliche im Vergleich (Hillert, S. *in Vorbereitung*)

entsprechend stationär behandelte psychisch erkrankte Jugendliche „nicht normalverteilt" sind.

Moderne, experimentalistische bzw. hedonistische Jugend-Milieus sind unter den Erkrankten hochsignifikant überrepräsentiert – wobei letztere wiederum oftmals auch beruflich orientierungslos sind. Entsprechend ist davon auszugehen, dassdie bloße Nennung von Werten nicht generell vor Orientierungslosigkeit schützt, zumal dann nicht, wenn die befragten Jugendliche erwarten, dass von den Studien-Autoren entsprechende Statements erwartet werden. Es gibt allerdings Werte-Konstellationen, als integraler Bestandteil der gelebten sozialen Positionierung, die Resilienz-fördernd respektive problematisch sind. Letztere lassen sich wiederum durch unverbindlich-haedonistische Orientierung charakterisieren. Was eine tragische Komponente hat, trifft es doch gerade diejenigen, die im Sinne der in den vergangenen Jahrzehnten herrschenden Ideologie der Befreiung des Individuums von den Zwängen bzw. Erwartungen der Gesellschaft am fortschrittlichsten sind.

Orientierungslosigkeit in unterschiedlichen Kulturen

Wie bereits im historischen Abriss dargestellt, war und ist Orientierungslosigkeit von Jugendlichen ein relatives Phänomen, was sich empirisch und prägnant an einem Vergleich gesunder deutscher und chinesischer Jugendlicher aufzeigen lässt. Vorauszuschicken ist, dass die in Gymnasien im Stadtgebiet von Shanghai befragten Jugendlichen wirtschaftlich keineswegs schlechter gestellt sind als die deutsche Vergleichsgruppe. Zudem ist davon auszugehen, dass der Leistungsdruck in chinesischen Gymnasien absehbar eher größer ist. Angesichts dessen mag es zunächst überraschen, dass sich die chinesischen Jugendlichen, relativ zu den Deutschen, als deutlich weniger belastet erleben. Und das obwohl ihre Werte und Ziele sowie der Anteil der orientierungslosen mit denen der deutschen gut vergleichbar ist. Was ist somit der Grund für deren geringeres Belastungserleben? Statistisch erklärt sich dies vor allem durch zwei Faktoren: so ist der Wert von Bildung in China offenbar ein anderer als im aktuellen Deutschland. Bezugnehmend auf die Aussage „Ich gehe gerne zur Schule" (Likertskala von 1 („trifft überhaupt nicht zu) bis 5 („trifft voll und ganz zu") erreichen chinesischen Jugendliche einen Mittelwert von 3,27 (SD = 1,145), deutsche Jugendliche hingegen aber nur einen Mittelwert von 2,86 (SD = 1,209). Und schließlich sehen sich chinesische Jugendliche in der familiären Pflicht, d. h. auch dann, wenn sie für sich genommen orientierungslos sind, machen sie letztendlich das, was ihre Eltern für richtig halten. In eben dieser Konstellation erleben sie geringere Belastung als deutsche Jugendliche. Dass sich daraus kein unmittelbar übertragbares Modell ergibt, braucht an dieser Stelle nicht diskutiert zu werden: ins 19. Jahrhundert und einen „Kollektivismus" bzw. eine Familienorientierung wie in China führt bei uns kein direkter Weg (zurück). Gleichwohl belegen diese Daten die Bedeutung externer Faktoren, wenn es um das subjektive Belastungserleben und die Perspektivfindung junger Menschen geht.

Diesbezüglich spannend sind zudem Fragen zu den jeweiligen Hobbys (also für Jugendliche wichtige Identitäts-Aspekte, vgl. Seiffge-Krenke 2022): während chinesische Jugendliche wenn, dann aktive Hobbys angeben (Flöte spielen, Sport machen etc.), sind dies bei deutschen Jugendlichen vorzugsweise unverbindlich-passive (Musik hören, mit Freunden treffen etc.), was Hinsichtlich des Selbstwert-Aspektes und mit Blick auf die in Deutschland gerade auch bei Jugendlichen hohe Quote sich einsam erlebender Jugendlicher relevant erscheint. Je unverbindlicher die eigenen Interessen sind, umso weniger verbindlich dürften auf dieser Grundlage stehende Sozialkontakte sein (Hillert S. et al. 2022a).

Wie therapiert man Orientierungslosigkeit? Konzepte und erste Ergebnisse

4

Orientierungslosigkeit ist in unsere Online-Gesellschaft in aller Regel nicht die Folge fehlender Informationen. Einerseits fühlen sich Jugendliche mehrheitlich durch das ausufernde Angebot an Ausbildungs- und Studienmöglichkeiten überfordert (Bertelsmann Stiftung 2022). Andererseits ist vielen selbst eine grobe aber verbindliche Richtungsentscheidung nicht möglich. Die „klassische" Studien- bzw. Ausbildungsberatung beginnt mit dem Erfragen von Interessen, ergänzt durch Berufseignungstest und endet mit einem idealerweise klärenden Gespräch über die sich ergebenden Perspektiven (z. B. Brüggemann und Rahn 2020; Hillert, S. et al. 2022b). Wenn ein Klient die einleitenden Fragen mit „weiß nicht" beantwortet und der Traumberuf „Spaß machen", „kreativ" und „nicht stressig" sein soll, kommt Beratung schnell an Grenzen. Wenn Entscheidungsfähigkeit bzw. Willigkeit (mit fließenden Grenzen) nicht gegeben ist, wird Beratung zu einer allseits frustrierenden Übung. Entscheidungsfähigkeit setzt Frustrationstoleranz – jede Entscheidung bedeutet den Verzicht auf alternative Möglichkeiten – und Verantwortungsübernahmebereitschaft voraus. Letztere zuzüglich Risiko-Toleranz schon deswegen, weil auch noch so sorgfältig-akribisch abgewogene Entscheidungen keine Gewähr dafür sind, tatsächlich den richtigen (immer Spaß-machenden) Beruf gewählt zu haben.

Entscheidungsfähigkeit in Kombination mit Frustrationstoleranz, etwa gemessen mit dem Marschmellow-Test (Mischel, 2015), sind genetisch determiniert und werden auf dieser Grundlage im sozialen Kontext entwickelt. Beständiges Lob und die Vermeidung potentieller Frustrationen sind bis heute von einigen Pädagogen-Experten nachdrücklich postulierte Ideale. Was als Reaktion auf die „Nur wer etwas leistet ist etwas wert"-Ideologie historisch nachvollziehbar ist, kastriert in Reinform die Entwicklung von Durchsetzungs- und Entscheidungsfähig-

A. Hillert et al., *Orientierungslosigkeit von Jugendlichen und Adoleszenten*, essentials, https://doi.org/10.1007/978-3-662-73003-4_4

keit. Zudem ist das heute Biographie-prägende Internet darauf angelegt, Frustrationstoleranz abzutrainieren. Bedürfnisse werden geweckt und, nach kurzer, noch tolerierbarer Zwischen-Frustration, unmittelbar befriedigt (Alter 2018). Wobei sich diese Abfolge ad ultimo wiederholt und die Online-Affinität erhöht. Parallel dazu wird in Schulen das Leistungsprinzip hochgehalten und gleichzeitig versucht Frustrationen u. a. durch Reduktion von Leistungsansprüchen zu reduzieren, was u. a. zum Anstieg von 1.0 Abiturienten und anders gelagerten Unstimmigkeiten führt. Auch Eltern fällt es schwer, mit der Frustration ihrer geförderten bis „gehypten" Kinder umzugehen, wobei dann die Schuld bei den Lehrern verortet wird und diese mitunter heftig bekämpft werden (Maas 2024). Diese sicher nicht gerechte Skizze gibt gleichwohl den Hintergrund ab, auf der potentiell tragfähige Strategien zur Förderung von Orientierung konzipiert werden müssen. Davon ausgehend wurde der sechs Module beinhaltende, als Gruppenprogramm angelegte Jugendkompass (JuKo) entwickelt und evaluiert (Hillert et al. 2025 – das Buch beinhaltet das komplette Manual). Bei Gruppengrößen zwischen 6 und 12 jugendlichen/adoleszenten Teilnehmern beansprucht jedes Modul zumindest 90 Minuten. Defizite in der sozialen Kompetenz wird u. a. durch zusätzliche Sitzungen Rechnung getragen. Die Sitzungen sind so angelegt, dass zunächst kurz die zentralen Inhalte vorgestellt und dann in interaktiven Übungen vertieft werden. Neben der Arbeit an der Flip-Chart, wobei die Ideen der Teilnehmenden gesammelt werden, gibt es geleitete Diskussionsrunden und Rollenspiele. Die Prägnanz wird durch Aufstellübungen erhöht, die zunächst dazu dienen non-verbale Stellungnahmen einzuholen. Nach und nach werden darüber hinaus, u. a. über die Positionierung im Raum und die Körperhaltung, Selbstwahrnehmung und Selbstsicherheit geübt (vgl. Güroff 2021).

4.1 Modul: Einführung, Ziele und Ressourcen

- Begrüßung, Einführung in das Thema, Erläuterung der Gruppenregeln, Informationen zum Ablauf und den Zielen der Gruppe
- Aufgaben von Jugendlichen, Standortbestimmung, planlos oder orientierungslos?
- Afrika-Reise: Ressourcen-orientiertes Interview der Gruppenmitglieder

Auf die Begrüßung der Teilnehmenden und die Einführung in Inhalte und Ziele der Gruppe folgt die gegenseitige Vorstellung. Nachdem Vorstellungsrunden zumal für weniger Sozialkompetente schwierig bis peinlich sind, geschieht dies in Aufstellungsübungen. Die Teilnehmenden werden gebeten, sich im Raum nach Alter

(*„Hier die ältesten, dort die jüngsten, bitte eine Reihe… "*) sowie, auf im Raum definierten Plätzen bzw. Reihen, nach Wohn- und Herkunftsort, Interessen, Hobbys und anderen interessierenden Aspekten aufzustellen. Im Rahmen dessen kommt es zumeist spontan zu einer nicht von vermeintlichem Erwartungsdruck belasteten Kommunikation der Teilnehmenden untereinander.

Anschließend werden auf einer Flipchart die Aufgaben gesunder – und wenn die Gruppe im klinischen Kontext stattfindet – die Aufgaben erkrankter Jugendlicher gesammelt. Der in der Psychotherapie oft als sensibel erachtete Aspekt: „Krankheitsgewinn" wird hier direkt fokussiert (Suske 2011). Entgegen einiger Befürchtungen war dies unproblematisch: selbst schwerkranke Anorexie-Patientinnen oder Sozialphobiker können meist spontan benennen, worin die Vorteile ihrer Erkrankung liegen. Somit ergibt sich zum einen die lange Aufgaben- und Pflichten-Liste gesunder Jugendlicher (u. a. durch Gesetze vorgegebene Pflichten, Pflichten im Rahmen der Familie, selbstgesetzte Pflichten). Anschließend werden die Pflichten, die erkrankte Jugendliche nicht haben, herausgestrichen, wobei kaum noch Pflichten übrigbleiben. Hinzu kommt nur die Pflicht sich zu bemühen gesund zu werden. Angesichts dessen wird reflektiert, welche gesunden und kranken Anteile die Teilnehmenden jeweils bei sich wahrnehmen.

Die folgende Aufstellungsübung fokussiert auf die beruflichen Ziele. Dazu werden im Raum drei Bereiche definiert (z. B. durch beschriftete Zettel auf dem Boden) auf denen sich die Teilnehmenden positionieren: Konkrete Ziele (die dann individuell benannt werden), Studium oder Ausbildung sowie „weiß nicht/kein Ziel". Nachdem die orientierten Teilnehmenden ihre Ziele benannt haben werden die Vor- und Nachteile von Orientierungslosigkeit reflektiert.

Um Orientierungslosigkeit nicht mit Flexibilität zu verwechseln wird in einer kurzen Übung der Frage nachgegangen, was die beiden Phänomene gemeinsam haben und worin sie sich unterscheiden. Keinen Plan zu haben mag cool wirken und kurzfristig entlastet. Gleichzeitig ist es für den Selbstwert schlecht und kann langfristig Stress machen. Flexibilität setzt einen Plan voraus, der je nach Situation angepasst werden kann. Man hält quasi das Steuer in der Hand, was gut für den Selbstwert ist.

Abschließend geht es darum, sich seiner Fähigkeiten und Fertigkeiten bewusst zu werden. Zumal orientierungslosen Jugendlichen fällt es oft schwer eigene Fähigkeiten zu benennen. Es könnte „eingebildet" klingen. Darüber hinaus hat es verpflichtenden Beigeschmack, diese Fähigkeiten auch zu nutzen. Um Ziele definieren und anstreben zu können, ist gleichwohl eine angemessene Reflexion der eigenen Fähigkeiten unabdingbar. Dem entgegenstehende Hemmungen lassen sich im Rahmen der Übung: Afrika Reise spielerisch überwinden. Sie macht Spaß, wird später positiv erinnert und nebenbei werden soziale Kompetenzen geübt. Vom

Kursleiter wird einführend dargelegt, dass für die Gruppe die Möglichkeit besteht, mit einem Bus nach Afrika zu reisen. Leider können nicht alle mitfahren, weil Plätze fehlen. Zunächst einmal gilt es herauszufinden, welche Fähigkeiten die Teilnehmenden haben, die der Gruppe auf der Afrika-Reise (mit Assoziationen an Wüsten und Urwald, Giraffen, Elefanten, Löwen …) hilfreich sein werden. Dazu interviewen sich jeweils zwei Teilnehmende gegenseitig, erfassen auf Karteikarten die Fähigkeiten des anderen und stellen sich dann gegenseitig der Gruppe vor: *„XY muss unbedingt mit! Sie kann Karten lesen, etwas Kochen, Reifen wechseln…."* Von der Kursleitung moderiert, werden so alle Teilnehmer mit ihren praktischen und/oder sozialen Fähigkeiten (z. B. *„kann gut zuhören und Streit schlichten"*) vorgestellt. In der Praxis ist die Afrika-Reise zumeist ein Selbstläufer. Es geht dabei selbstverständlich nicht um das reale, sondern um ein Phantasie-Afrika, um Chiffren für Exotik und Abendteuer. Die Teilnehmer lernen sich gegenseitig ausgehend von ihren gesunden Anteilen kennen. Dem Gruppenleiter bleibt angesichts dessen nur das Versprechen, sich um einen größeren Bus zu bemühen, damit alle mitfahren können. Jeder Teilnehmende behält die Karte mit seinen Fähigkeiten, auf die dann im Verlauf des Kurses zurückgegriffen wird.

Praktische Hinweise für die psychotherapeutische Praxis
1. Die Vorteile psychischer Erkrankungen (Krankheitsgewinn) offen zu thematisieren ist keine „heilige Kuh" sondern mit Jugendlichen/Adoleszenten in der Regel gut möglich und die Grundlage dafür, dass Betroffene die Mit-Verantwortung für die Therapie übernehmen.
2. Wenn es Betroffenen schwer fällt eigene Fähigkeiten/Ressourcen zu benennen, bieten sich diesbezüglich spielerische/imaginative Elemente (z. B. Afrikareise) an.

4.2   Modul: Lebenswege und Lebensreise

- Einführung: Lebens- und andere Reisen
- Praktische Übung: meine aktuelle Position auf meiner Lebensreise
- Auf die richtige Ausrüstung kommt es an: Welche Ausrüstung braucht man?

Ausgehend von der Afrika-Reise, liegt die Analogie von Urlaubs- bzw. Abenteuer-Reise und Lebensreise nahe. Nach der Einführungsrunde geht es darum, die Gemeinsamkeiten und Unterschiede dieser Reisen auf der Flip-Chart herauszuarbeiten. Beide Reisen sollten ein Ziel haben, für beide braucht man Kenntnisse, Fähigkeiten und Fertigkeiten. Unvorhergesehenes kann passieren. Beide Reisen können Angst oder Freude machen, beide haben einen Anfang und ein Ende. Auch erkrankte Jugendliche sind in der Lage, die Endlichkeit des Lebens konstruktiv zu reflektieren. Während die Urlaubsreise eher kurz, gut planbar und wiederholbar ist, ist die Lebensreise lebenslang. Sie beinhaltet viele Unvorhersehbarkeiten und Risiken. Umso wichtiger ist hier eine gute Vorbereitung.

Zum Thema „Meine aktuelle Position auf meiner Lebensreise" wird eine Aufstellungsübung angeleitet, in der die Teilnehmer eine Position und eine Körperhaltung im Raum einnehmen, die ihrer aktuellen Position auf der Lebensreise entspricht: Mit gesenktem Kopf, den Rücken zur Wand, mit vor die Augen gehaltenen Händen …. oder mit erhobenem Kopf selbstsicher in der Mitte des Raumes? Die damit verbundenen Gefühle und Perspektiven werden reflektiert und, soweit gewünscht, kleine Veränderungen – die große Wirkung haben können – versucht. Nicht mehr die Hände vor die Augen zu halten ermöglicht freie Sicht, kann sich aber auch bedrohter und hilfloser anfühlen. Es geht nicht darum, „bessere" Positionen einzunehmen, sondern sich der Vor- und Nachteile, der jeweils eingenommen Haltung bewusst zu werden.

Zurück zur Theorie: welche Ausrüstung braucht man für die Afrika-Reise, welche für die Lebensreise? An der Flipchart werden praktischen Dingen, Orientierungshilfen, Kommunikationsmittel, Fähigkeiten und Fertigkeiten und nicht zuletzt Motivation und Ziel-Klärung als wichtige Utensilien zusammengestellt. Merkwürdig, dass man sich vor Urlaubsreisen viele Gedanken macht, während sich die meisten Teilnehmer über ihrer Lebensreise bislang kaum systematische Gedanken gemacht haben. Eine Urlaubsreise kann man sich aussuchen, die Lebensreise nicht. Die kann man nur gestalten. In keinem Fall möchte man hilflos sein. Um das unwahrscheinlich zu machen, gilt es seine Lebensreise-Ausrüstung zu überdenken und ggf. zu ergänzen, etwa um Kommunikationsfähigkeit (z. B. Sprachen lernen). Im „Check-up für die Lebensreise" wird eine vorläufige Bilanz bezüglich Ausrüstung, Fähigkeiten/Fertigkeiten, Motivation und Zielen gezogen.

Ergänzend kann anhand einer Motivationswaage bestimmt werden, in wieweit bezüglich der Lebensreise „freudige Aufbruch-Stimmung" oder „Hemmungen und Blockaden" vorliegen. Was lässt sich verändert, um sich freudig-entspannt auf der Lebensreise positionieren zu können? Auf den beiden Seiten der Waage stehen sich hemmende und motivierende Aspekte gegenüber, die jeweils durch äußere (materielle Aspekte, Sicherheit und Unterstützung) und innere Faktoren (z. B. Selbstwertgefühl, Ängstlichkeit bzw. Risikobereitschaft, Selbstvertrauen) determiniert sind. Dies gilt es bezogen auf die individuellen Personen abzuwägen um die nächsten Schritte planen zu können.

Praktische Hinweise für die psychotherapeutische Praxis
1. Ausgehend vom Vergleich einer (Urlaubs-)Reise mit der Lebensreise lassen sich die jeweils nötigen Voraussetzungen und Fertigkeiten prägnant erarbeiten.
2. Bei vielen Jugendlichen sind soziale Ängste und Selbstwertprobleme Verantwortungsübernahme limitierende Faktoren. Neben Rollenspielen bieten sich non-verbale Übungen (Aufstellungsübungen) an, um – parallel zur Orientierungsfrage – an eben diesen Aspekten zu arbeiten.

4.3   Modul: Gesellschaft, Berufe und Individuum im Wandel der Zeiten

- Vier Epochen der Menschheit: historische und gesellschaftliche Rahmenbedingungen von privaten und beruflichen Entscheidungen und Entwicklungen
- Entscheidungen treffen: Warum ist das heute so schwer?

Die dritte Stunde ist für eine fundierte Standortbestimmung nötig und beantwortet die Frage, ob bzw. in welcher Weise es Jugendliche heute schwerer haben als Jugendlich früher. Von den Teilnehmenden wurde sie als die schwierigste Stunde erlebt, weil sie – ein bedenkliches Schlaglicht auf aktuelle soziale Werte – „zu sehr an Schule erinnert". Standortbestimmung setzt Kenntnisse der in diesem Fall historischen und sozialgeschichtlichen Hintergründe voraus. Im Rahmen der Orientierungsgruppe kann nicht auf dieses Thema verzichtet werden.

In diesem Modul geht es um die „Epochen der Menschheit", jeweils mit der Frage, welche Auswirkungen die jeweiligen Rahmenbedingungen auf die Berufswahl junger Menschen hatten. Der Gruppenleiter versucht durch geleitete Reflexion die zentralen Inhalte aus der Gruppe heraus zu erarbeiten. Auf eine Nutzung des Internets (z. B. wikipedia) sollte verzichtet werden um nicht aufgrund unverarbeiteter Informationsmengen den Überblick zu verlieren. Ausgehend von der Frage: *„Wie hätten junge Menschen in früheren Epochen die Frage „Wo bin ich und wo will ich hin?" beantwortet?"* steht zunächst die vor- und frühgeschichtliche Epoche im Fokus. Ausgehend von einer an der Flipchart aufgezeigten Gliederung: Nahrungsgewinnung/Ernährung; Technologie, Kommunikation, Religion und Gesellschaft/Sozialstruktur werden die Merkmale der Vor- und Frühgeschichte und später der anderen Epochen erfragt und diskutiert.

> In der Altsteinzeit lebten Jäger- und Sammler in Familien bzw. Sippen. Jeder war auf den anderen angewiesen. Ein Leben außerhalb der Gruppe war unvorstellbar und

lebensgefährlich. Gab es genug zu essen, war das Leben entspannt. Gab es zu wenig, hungerte man und zog weiter. Alternativen bzw. Wahlmöglichkeiten jenseits dessen gab es für niemanden.

Es folgt die „Alles hat seinen Platz und seine Ordnung Epoche". Nachdem deutsche Schüler zumeist mehr Ahnung vom Alten Ägypten haben als von der Geschichte ihres Landes vor der französischen Revolution, wird die Welt der Pharaonen als Modell herangezogen.

Landwirtschaft setzte, etwa wenn es um die Anlage von Kanälen ging, größere Gemeinschaften und hierarchische Strukturen voraus. Bronze und dann Eisen wurde genutzt, die Schrift erfunden. Götter und Götterfamilien wurden verehrt. Ganz oben stand ein Herrscher (Pharao, König etc.) einer klar gegliederten Gesellschaft vor. In dieser Gesellschaft hatte jeder seinen Platz, wenige oben (Priester, Schreiber…), viele unten (Bauern, Hilfsarbeiter, Sklaven), wobei deren Kinder jeweils den Platz ihrer Eltern einnahmen. Wahlfreiheit gab es nicht, dafür maximale Sicherheit.

In der bürgerlichen Kapitalismus-Epoche wurde dann die persönliche Leistung mehr und mehr zur Grundlage von Sozialprestige und gesellschaftlichem Aufstieg.

Nur wer etwas leistet, ist etwas Wert. Gott liebt die Erfolgreichen. Diese Perspektive, seit dem 18. Jahrhundert durch industrielle Revolution und Industrialisierung potenziert, prägt bis heute die westliche Welt (einschließlich der Eltern vieler Kursteilnehmer). Fleiß, Bildung und Umgangsformen waren Garanten der gesellschaftlichen Position. Religion wurde zur Privatangelegenheit. Es wurde erwartet, dass Jugendliche zumindest das Bildungs- und Sozial-Niveau ihrer Eltern erreichten. Auf dieser Grundlage gab es zunehmend Freiheiten bei der Berufswahl, soweit die Eltern keinen eigenen Betrieb etc. hatten.

Die Postmoderne, die Epoche in der wir aktuell leben, definiert sich durch das Fehlen verbindlicher gesellschaftlicher Perspektiven und Ziele. Die gesellschaftstragenden Ideologien der Vergangenheit werden systematisch hinterfragt. Es kommt immer darauf an, auf die Perspektive…

Das Alle verbindende Internet dominiert die Postmoderne. Im Sinne des Individualismus entscheidet jeder selber, was er möchte oder eben nicht, derzeit in Deutschland im Rahmen des Sozialstaates abgesichert. Demokratie ist die etablierte Herrschaftsform, wobei charismatische Personen und Gruppen auf existenzielle Probleme und Gefahren hinweisen, die ggf. im demokratischen Prozess nur schwer lösbar sind. Jeder Jugendliche hat (theoretisch) unendliche Freiheiten und Möglichkeiten auch bei der Berufswahl. Gleichzeitig ist jeder für sein Schicksaal verantwortlich und muss sich ideologisch positionieren (Abb. 2.1).

Ausgehend von den die Epochen charakterisierenden Skizzen wird besprochen, welche Vor- und Nachteile das Leben für Junge Menschen in den jeweiligen Epochen hatte bzw. hat. Dies wird in Rollenspielen spürbar gemacht: Ein z. B. Steinzeit-Jugendlicher konfrontiert seine Eltern mit dem Vorhaben, dass er sein Leben nicht als Jäger- und Sammler fortsetzen, sondern etwas anderes machen möchte. Dabei gilt es soweit möglich im Weltbild und Denken der jeweiligen Epoche zu agieren. Das dieses Anliegen in vielen Epochen schlicht unvorstellbar war, wird dabei prägnant – und idealerweise humorvoll – deutlich. Parallel dazu wird in engagierten Gruppen erkannt, dass die heutigen Freiheiten nicht selbstverständlich und für alle Zukunft garantiert sind. Jede Epoche hatte für die darin Lebenden Vor- und Nachteile. Dies wird in der Abschlussrunde zur Frage: „Freiheit oder Sicherheit?" expliziert. Wo stehe ich im Spektrum zwischen – jeweils an einem Ende des Raumes lokalisiert – Freiheit und Sicherheit? Was zunächst als Aufstellübung durchgeführt wird, wird dann als Hausaufgabe weiter hinterfragt. Wer maximale Freiheit anstrebt, wie kann er im Bedarfsfall Sicherheit finden? Wer Sicherheit anstrebt, in welchen Lebensbereichen möchte er Freiheit haben?

Praktische Hinweise für die psychotherapeutische Praxis
Orientierung setzt aktives Wissen der jeweiligen Rahmenbedingungen voraus, die bezüglich lebensperspektivischer Orientierung zwangsläufig im Bereich von Geschichte und Sozialsystemen liegen. Dieses Wissen zu aktivieren bzw. – wenn nötig – interaktiv zu vermitteln, jeweils mit Bezug auf die Situation der Betroffenen, ist mit Blick auf die Orientierungs-Frage elementar und zudem für alle Beteiligten anregend.

4.4   Modul: Arbeit, was ist das?

- Definition von „Arbeit" und ein Blick darauf wie das Thema in unterschiedlichen Zeiten gesehen und bewertet wurde
- Wozu braucht man eine berufliche Perspektive?

Arbeit ist und bleibt soweit absehbar ein zentraler Baustein unserer sozialen Existenz und Identität. Nachdem eben dieser Bereich von vielen orientierungslosen Jugendlichen apodiktisch negativ besetzt ist, ist es im Rahmen der Orientierungsgruppe unabdingbar, dies offensiv und hinreichend differenziert zu thematisieren. Nach Rekapitulation des Epochen-Moduls und der individuellen Positionierung zwischen Freiheit und Sicherheit wird „Arbeit" als Thema der Stunde vorgestellt und nach den damit spontan verbundenen Gefühlen gefragt. Mehrheitlich, was mit einer Strichliste dokumentiert wird, wird der Begriff: Arbeit negativ konnotieren. Dies wird dann im Rückblick auf die Epochen-Stunde hinterfragt. In der Steinzeit war Arbeit existenziell-zwangsläufig. In der „Alles hat seinen Platz und seine Ordnung-Epoche" wurde Müßiggang zu einem Statussymbol höherer Schichten, woraus sich Arbeit negativ bezeichnende Begriffe ableiten („Labour" = sich abmühen, das griechischen „ponos" meint Mühe, Qual, Leid und das französische „travail" kommt vom „Tripallium", einem Foltergerät). In der bürgerliche-kapitalistischen Leistungsgesellschaft änderten sich die Vorzeichen: „Sich regen bringt Segen", „Ohne Fleiß kein Preis". Und heute? Je nach sozialer Herkunft wird Arbeit unterschiedlich bewertet, wobei die bürgerliche Leistungsgesellschaft aber auch die frühe Industriearbeit (Entfremdung bzw. „Maloche") bis heute – auch in der Wahrnehmung der Teilnehmenden – Spuren hinterlassen hat. Letzteres wird für einen Argumentationswettkampf genutzt. Zwei Gruppen halten „wie vor dem Bundestag" im Wechsel Reden zum Thema „Arbeit, dafür oder dagegen?" Eine Gruppe vertritt den Standpunkt „Arbeit schändet", die andere „Sich regen bringt Segen!" Vorbereitend auf der Flipchart werden Argumente gesammelt, die dann auf einer improvisierten Bühne vorgetragen und gemeinsam diskutiert werden. Welche Argumente waren überzeugender? Nebenbei werden soziale Kompetenz und Perspektivwechsel geübt.

Abschließend wird das Thema des folgenden Moduls (Sinn des Lebens) eingeführt und mit Blick auf die „Epochen der Menschheit" reflektiert: Was war der Sinn des Lebens (mutmaßlich) in der Vor- und Frühgeschichte, in der Alles-hat–seinen-Platz und-seine Ordnung Epoche, in der bürgerlichen Kapitalismusepoche … und was ist er heute? In den frühen Epochen war das Lebens letztlich immer auf die Gemeinschaft bezogen, auf das Überleben der Sippe, der Aufrechterhalten des Systems, auf die Familie und die Kinder, die es einmal besser haben sollten. Heute in der Postmoderne dreht sich alles, wohl oder übel, um das Individuum. Spaß haben, es sich gut gehen lassen… Als Hausaufgabe gilt es die Frage „Was ist für mich der Sinn des Lebens?" zu beantworten.

Praktische Hinweise für die psychotherapeutische Praxis
1. Von vielen Jugendlichen und Adoleszenten wird das Phänomen „Arbeit" spontan negativ konnotiert, einhergehend mit Aspekten wie Unfreiheit, Maloche. Entsprechende Bewertungen prädisponieren zu hohem Krankheitsgewinn und stagnierenden Therapieprozessen, weshalb Arbeit offensiv und hinreichend differenziert thematisiert werden muss.
2. Parallel zur Erarbeitung positiver Aspekte von Arbeit (Sinne der Arbeit) bieten sich Übungen an, in denen soziale Kompetenzen trainiert werden (Argumentationswettkampf).

4.5   Modul: Was macht ein gutes, ein sinnvolles Leben aus?

- Das Ikigai-Modell: Antworten auf die Frage nach einem guten Leben
- Rückmelde-Gasse: Was können Sie gut? / Welcher Beruf passt zu Ihnen?

Die Hausaufgaben werde referiert, die Ergebnisse zusammengetragen und – in Gegenüberstellung individueller Ansprüchen und dem Stellenwert des sozialen Miteinanders – diskutiert. Ergänzend wird nach Vorbildern gefragt, nach Prominenten oder persönlich bekannten Mitmenschen, die ein vorbildlich-sinnvolles Leben führen. Es folgt eine Aufstellungsübung: „Wo und wie bin ich gerade auf meiner Lebensreise unterwegs?" Dabei wird auch herausgearbeitet, wie sich Haltung und Position heute von denen in der vorletzten Stunde unterscheiden.

Anschließend wird das Ikigai-Modell vorgestellt. Modelle der westlichen Welt fokussieren auf das Glück und die Bedürfnisse des Individuums (z. B. man muss lernen mehr auf sich zu achten, vgl. Hayes et al. 2024). Im japanischen Ikigai-Modell geht es hingegen um die Passung von dem, was das Individuum liebt und will, dem was es gut kann (was nicht zwangsläufig dem was es liebt entsprechen muss), im Abgleich mit dem, wofür man bezahlt wird und schließlich dem, was die Welt von einem braucht. In der Schnittmenge dieser Aspekte liegt dem Ikigai-Modell zur Folge das, was ein Mensch anstreben sollte. Menschen, die dies erreicht haben, erhöhen ihre Chance auf ein langes, weil Sinn-erfülltes Leben.

Auf Grundlage des Ikigai-Modells wird reflektiert, wie sich die Teilnehmenden aktuell diesbezüglich positionieren und was fehlt, an Ideen, Entscheidungen und/ oder Kompetenzen, um in die entsprechende Balance zu kommen. Entgegen anfänglichen Befürchtungen (etwa, wenn Eltern intervenieren: *„meine Tochter muss erst gesund sein, bevor sie sich mit schwierigen Themen beschäftigen kann"*) wird Ikigai von den Teilnehmern fast ausnahmslos gut angenommen. Fragen beziehen sich wenn, dann auf den Aspekt, was man angesichts seiner Erkrankung und/oder mit einem niedrigen Selbstwert anderen geben kann. Antworten darauf geben sich die Teilnehmenden, die sich nun gut kennen, meist gegenseitig. Dies wird in den „Rückmeldegasse: Was könntest Du der Welt geben?" expliziert. Die Teilnehmer stehen sich in zwei Reihen einander gegenüber auf. Nacheinander stellen sie sich dann vor einen Mit-Teilnehmer und fragen *„Was glaubst Du, was könnte ich anderen Menschen bzw. der Welt geben?"* Die zumeist sehr wertschätzenden Antworten werden ausschließlich mit *„Danke, das freut mich"* kommentiert und auf einer Karteikarte notiert. Wenn der erste Teilnehmer drei Rückmeldungen eingeholt hat kommt der nächste an die Reihe. Die Rückmeldungen werden in das persönliche Ikigai-Modell integriert, was zur Frage „Für was werde ich bezahlt?" überleitet.

Nicht selten wird kritisch diskutiert, dass der Wert eines Menschen (selbstverständlich) nicht primär mit dem was er verdient gleichzusetzen ist. Mit Hinweis auf die Epochen-Stunde wird rekapituliert, dass Arbeit u. a. auch Integration bedeutet. Langzeitarbeitslose, auch wenn sie Bürgergeld beziehen, sind in unserer Gesellschaft die Menschen mit der niedrigsten Lebensqualität und u. a. erhöhter Sterblichkeit. Menschen sind soziale Wesen. Davon ausgeschlossen zu sein, unabhängig vom Geld, geht für die Meisten mit anhaltendem Stress einher, egal wie cool sie es nach außen hin vertreten. Entsprechendes gilt es als Hausaufgaben seine Angehörigen zu fragen: *„Was glaubst Du (Mutter/Vater/Verwandte…), was könnte ich anderen Menschen/der Welt geben?"* Zudem: *„Welcher Beruf, bitte möglichst konkret, wäre Deiner Meinung nach für mich gut geeignet?"*

Praktische Hinweise für die psychotherapeutische Praxis
Im Gegensatz zu westlichen, primär auf individuelle Bedürfnisse ausgerichtete Werte-Modellen beruht das japanische Ikigai-Modell auf der Integration individueller (Was ich liebe, was ich gut kann) und gesellschaftlicher Perspektiven und Bedürfnisse (was braucht die Welt, wofür werde ich bezahlt?). Es ist Jugendlichen/ Adoleszenten gut vermittelbar und bietet sich als Matrix zur Standortbestimmung und Zielklärung an.

4.6 Modul: Zurück aus der Zukunft in die Gegenwart

- Rede zum 60sten Ehemaligen-Treffen der Gruppenmitglieder
- Abschlussrunde: Verabschiedung, Abschlussdiskussion und ein Brief an sich selbst

Die Vorschläge der Angehörigen werden erfragt und diskutiert. Eltern tun sich häufig schwer, ihren Kindern konkrete Berufsvorschläge zu machen, u. a. aus Angst, dass sich ihre Kinder bevormundet fühlen und dies als Druck empfinden könnten.

Im Zentrum des abschließenden Moduls stehen die „Reden zum 60-jährigen Jubiläumstreffen der Gruppe". In 60 Jahren, wenn alle aktuell offenen Lebensentscheidungen getroffen wurden und die Teilnehmenden auf ihr Leben zurückblicken können, wird sich die Gruppe wieder treffen – genau dorthin werden sich die Teilnehmer in einer Zeitreise begeben. Es geht um eine antizipierende Rückschau und die Integration der erarbeiteten Inhalte. Die Zeitreise wird spielerisch anmoderiert. Die Teilnehmer betreten noch einmal den Raum, nun um 60 Jahre gealtert, und halten nacheinander Reden, worin sie darlegen, wie ihr Leben seit der Orientierungsgruppe verlaufen ist:

Worauf von dem, was Sie in Ihrem Leben erreicht haben, sind sie besonders stolz?
Welche Entscheidungen im Leben waren besonders wichtig?
Was würden Sie heute jungen Menschen raten, wenn diese ihr Leben planen?

Dazu werden gegenseitige Rückmeldungen eingeholt, was die Inhalte und den Vortrag selber (bzgl. schauspielerischer Qualitäten) anbelangt. Lockerungsübungen erleichtern dann den Weg zurück in die Gegenwart.

Gegen Ende der Gruppe waren bislang alle Teilnehmenden konkreter in der Lage, ihre beruflichen Perspektiven darzulegen. Ausgehend davon: was sind ab heute die praktischen Schritte die ich unternehmen muss, um die Wahrscheinlichkeit zu erhöhen, diese Ziele zu erreichen? Zum Abschluss schreiben die Teilnehmenden einen Brief an sich selber, der ihnen sechs Monate später per Post zugestellt wird. Inhalt des Briefes sind die Schritte, die sie in der Zwischenzeit machen werden.

Praktische Hinweise für die psychotherapeutische Praxis
1. Lebensperspektivische Orientierung bedeutet, angesichts vieler intervenierender, nicht kalkulierbarer Einflüsse, die Balance zwischen konsequenter Zielorientierung und Flexibilität (die nicht mit Ziellosigkeit verwechselt werden darf).
2. Im Rahmen der Therapie gilt es, die zielorientiert-nächsten Schritte und mögliche hemmende Faktoren zu antizipieren und die Zielerreichung wahrscheinlich machende Strategien zu implementieren (z. B. antizipiertes Ehemaligen-Treffen, Brief an sich selber).

Evaluation: Was bringt die Orientierungsgruppe?
Die Orientierungsgruppe wurde in einer psychosomatischen Klinik in einem kontrollierten Design evaluiert, d. h. 108 Jugendliche Teilnehmer der Gruppe wurden mit 100 ansonsten identisch behandelten Jugendlichen verglichen. Zudem wurden die einzelnen Stunden bzw. Module bewertet. Die Allermeisten erlebten die Orientierungsgruppe als wichtig und hilfreich, wobei die Stunde mit dem Ikigai-Modell am besten, die Epochen-Stunde als am wenigsten hilfreich erlebt wurden. Nachdem es in der Gruppe nicht darum geht, die zur Aufnahme führenden Symptome zu behandeln, waren diesbezüglich keine Gruppenunterschiede zu erwarten und fanden sich zunächst auch nicht: die im Verlauf deutlich gebesserten Symp-

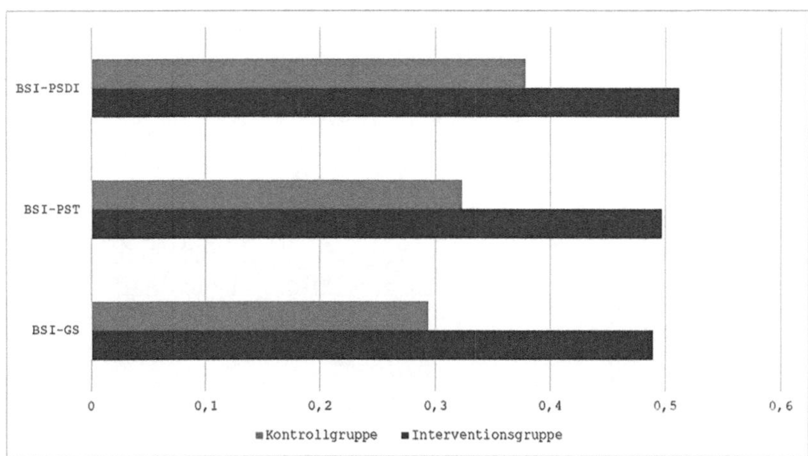

Abb. 4.1 Vergleich der Effektstärken der Verlaufsparameter der Interventions- und Kontrollgruppe

tome der Depression, Angst- oder Essstörung waren zwischen den Gruppen vergleichbar. Die Symptomatik wurden mit dem „Patient Health Questionnaire" (PHQ-D), der schlicht das Vorhandensein von Symptomen häufiger psychischer Störungen (u. a. Depressionen, Essstörungen, Angststörungen) erfragt, erfasst. Diesbezüglich unterschieden sich beide Gruppen nicht. Demgegenüber bildet das „Brief Symptom Inventory" (BSI) mit seinen drei Subscalen (BSI-PSDI als Maß für die Intensität der erlebten Beeinträchtigung, BSI-PST bezieht sich auf die Anzahl der als angegebenen Symptome und der BSI-GSI auf das Ausmaß der allgemeinen Beeinträchtigung) die subjektive Beeinträchtigung durch die Symptomatik ab. Werden die Effektstärken– die wiederum den Unterschied der jeweiligen Aspekte bei Aufnahme und Entlassung abbilden – der BSI-Scalen der Interventions- und der Kontrollgruppe einander gegenübergestellt (Abb. 4.1, dazu im Detail: Göhre et al. 2025), dann finden sich signifikante Unterschiede zwischen den Gruppen in dem Sinne, dass sich die Teilnehmer der Orientierungsgruppe bei Entlassung deutlich weniger durch die Symptome belastet erlebten.

Dieser Effekt lässt sich damit erklären, dass die Aufmerksamkeit der an der Orientierungsgruppe teilnehmenden Patienten bis zu deren Entlassung auf andere, absehbar für sie perspektivisch gesündere Themen gelenkt werden konnten.

Konzeptuelle und praktische Konsequenzen des Orientierungslosigkeit-Paradigmas

5

Ausgangspunkt dieses Essentials war die Beobachtung, dass zumindest im klinischen Setting beruflich-orientierungslose „Jugendliche zwischen 14 und 42 Jahren" in den vergangenen Jahren häufiger geworden sind. Davon ausgehend wurden Erhebungen durchgeführt die zeigen, welche Konsequenzen der Aspekt: Orientierungslosigkeit für die Betroffenen hat. Gesunde orientierungslose Schüler erleben sich signifikant als belasteter als orientierte. Orientierungslose Patienten nehmen einen schlechteren Therapieverlauf. Sobald wir den Fokus auf den Aspekt der berufsperspektivischen die Orientierung legten, stellten sich – im Sinne postmoderner Paradigmen zwangsläufig – bislang primär als klinische Diagnosen diskutierte und behandelte Phänomene anders und vielschichtiger dar als zuvor. Die Frage, warum Orientierungslosigkeit als Phänomen bzw. als Symptom in präventiven und therapeutischen Kontexten nicht bereits zuvor aufgefallen ist und eingehender thematisiert wurde, führte zu einer Reflexion historischer und soziokultureller Zusammenhänge. Orientierungslose Jugendliche wird es immer gegeben haben. Zum individuellen und letztlich gesamtgesellschaftlich relevanten Problem (Diskussion: Generation Z) konnte Orientierungslosigkeit erst unter den aktuellen sozialen (u. a. Sozialstaat) und ideologischen (u. a. Individualismus) Rahmenbedingungen werden. Kritisch ließe sich einwenden, dass Orientierungslosigkeit ein Symptom im Rahmen psychischer Erkrankungen ist bzw. sein kann und die aktuellen, Jugendliche belastenden Aspekte (einschließlich des exzessiven Medienkonsums), eben dazu führen, dass mehr Jugendliche psychisch erkranken. Diese in Diskussionen häufig vorgetragene Argumentation ist letztlich kein Argument gegen das Orientierungs-Paradigma sondern schlicht eine andere Perspektive auf das gleiche Phänomen. Orientierung wurde angesichts der veränderten Rahmenbedingungen für Jugendliche zu einem substanziellen Resilienzfaktor, aus

A. Hillert et al., *Orientierungslosigkeit von Jugendlichen und Adoleszenten*, essentials, https://doi.org/10.1007/978-3-662-73003-4_5

dem sich wiederum ein pragmatischer präventiver und therapeutischer Ansatz ergibt. Solange Menschen in früheren Epochen in von außen klar strukturierten Rahmenbedingungen lebten, kam dieser Aspekt schlicht nicht zum Tragen. Umgekehrt litt man seinerzeit vermutlich unter krankhaften Zweifeln an der Güte Gottes. In der heutigen postmodern-beliebigen VUKA-Welt ist das befreite, nur sich selber verantwortliche Individuum autonom und vielfach ohne von außen vorgegebene stabilisierende Orientierung. Eben dies erhöht, zumal in vulnerablen Entwicklungsphasen, die Wahrscheinlichkeit psychischer Überlastungskonstellationen. Es liegt nahe, diese den jeweiligen soziokulturellen Hintergrund einbeziehende Perspektive auch auf andere, seit DSM-III bis heute, als Diagnosekriterien herangezogene Symptome psychischer Störungen zu übertragen. Dabei zeichnet sich ab, dass viele dort erfasste Symptome keine festen Größen analog von Zahlen und Fakten sind, sondern Muster und Werte ihrer Epoche spiegeln. Sich z. B. als „interessenlos und freudlos" und damit als psychisch belastet zu erleben setzt voraus, dass man Interessen (jenseits von essen und schlafen) haben sollte und sich zu freuen als gesunder Normalzustand gilt. Die Konsequenzen dieses Ansatzes (der in der transkulturellen Psychiatrie selbstverständlich ist, Machleidt und Callies, 2016), werden an anderer Stelle zu diskutieren sein. Sie auch angesichts z. B. unterschiedlicher sozialer Milieuzugehörigkeit ernst zu nehmen bedeutet zunehmende Distanz zum DSM- bzw. ICD-Selbstverständnis, das davon ausgeht, anhand von Symptomen und deren Verlauf letztlich valide Krankheitseinheiten abbilden zu können (Dilling et al. 2011).

Der vom Orientierungs-Paradigma ausgehende Ansatz hat weitgehende präventive und therapeutische Implikationen. Am Beispiel der Orientierungsgruppe wurden einige davon praktisch expliziert. Wenn dies hier spontan als konsequent und selbstverständlich imponiert, darf eben dies nicht darüber hinwegtäuschen, wie weit wir uns hier vom traditionellen, primär Diagnose- bzw. Symptom-orientierten therapeutischen Denken, so wie es auch einigen Therapieleitlinien zugrunde liegt, entfernt haben. Selbst wenn man die Position der Kostenträger ausklammert, die die Behandlung von Krankheiten, nicht aber allgemein-persönlichkeitsbildende Maßnahmen, finanzieren. In der Orientierungsgruppe bzw. dem Jugendkompass (JoKu) werden keine Symptome bzw. Diagnosen behandelt, sondern „nur" daran gearbeitet Voraussetzungen zu schaffen, auf deren Grundlage dann die u. a. in Leitlinien dargelegten Strategien greifen können. Macht das die Orientierungsgruppe zu einer Form der Therapie oder ist es „nur" (tertiäre) Prävention? Ohne dies an dieser Stelle final diskutieren zu können muss ein weiterer Aspekt angesprochen werden. Bislang galt der Grundsatz der ideologischen Abstinenz von Medizin und Therapie. Patienten werden bestmöglich behandelt bzw. darin therapeutisch unterstützt, ihre Probleme zu lösen, unabhängig von ihrer ideologischen Ausrichtung.

Ein solcher wertneutraler Ansatz kann, bezogen auf das Orientierungs-Paradigma, nicht funktionieren. Wenn Therapeuten z. B. den liberal-wohlgemeinten Grundsatz vertreten: *„Wenn Sie nicht wissen, was sie wollen, dann ist das gut so! Denken Sie nur an sich, lernen Sie, sich abzugrenzen und ganz sie selber zu sein…"* und dies den Klienten vermitteln, wird sich an deren Orientierungslosigkeit (die aus der skizzierten Perspektive heraus ja auch kein Problem, sondern z. B. Ausdruck individueller Freiheit ist) nichts ändern. Diese Kollegen werden die in diesem Essential dargelegten Inhalte zwangsläufig als unwichtig oder auch als unangemessen „paternalistisch" abtun müssen, was – auch mit Blick auf die Prognose der betreffenden Patienten – bedauerlich wäre. Dass traditionell sozialisierte Jugendliche einen besseren Therapieverlauf nehmen als haedonistisch-postmodern sozialisierte ist ein Befund, der nicht zuletzt deutlich macht, dass Ideologie-freie Psychotherapie eine Illusion und maximale individuelle Freiheit keine Garantie für psychische Gesundheit ist. Dies mit allen therapeutischen Konsequenzen zu reflektieren war und ist bislang noch nicht dezidierter Inhalt therapeutischer Selbsterfahrung und Professionalität, müsste es aber, als eine Konsequenz des Orientierungs-Paradigmas, werden. Dass dies auf eine Zumutung für uns alle hinausläuft, einhergehend mit der Überwindung eines romantischen hin zu einem postmodernen Menschen- und Selbstbild (vgl. Staemmler 2015), muss abschließend konstatiert werden. Dabei geht es, wie in der Orientierungsgruppe exemplarisch thematisiert, letztlich für uns alle um eine stimmige Abwägung von Freiheit und Sicherheit. Beides gleichzeitig in Höchstdosis gibt es, entgegen dem (vermeintlichen) Versprechen der Moderne, langfristig leider nicht.

Zum Weiterlesen
Hillert A, Göhre C, & Hillert S (2025) JuKo (Jugend-Kompass): Ein Präventions- und Gruppen-Therapie Manual für orientierungslose Jugendliche und Adoleszente. Mgo Fachverlag, Kulmbach.

Was sie aus diesem *essential* mitnehmen können

- Orientierungslose Jugendliche und Adoleszente sind weniger resilient u. a. schulischen Belastungen gegenüber. Wenn sie psychisch erkranken, ist der Therapieverlauf schlechter als bei orientierten Jugendlichen.
- Orientierungslosigkeit wird im aktuellen sozialen Kontext – u. a. Individualismus, Spaß-Orientierung, finanzielle Absicherung und oft fehlender Strukturierung in Elternhaus und Familie – zum gesundheitlichen Risikofaktor.
- Bei orientierungslosen, psychisch erkrankten Jugendlichen ist eine leitliniengemäße Behandlung der jeweiligen Diagnosen oftmals unzureichend, um Betroffene hinreichend zu stabilisieren. Parallel dazu gilt es deren Orientierungslosigkeit (tertiär)-präventiv zu berücksichtigen.
- Die Überwindung von Orientierungslosigkeit setzt, je nach individueller Konstellation, eine Verbesserung der sozialen Kompetenz, die Klärung von Werten und Zielen, eine Erhöhung der Frustrationstoleranz bzw. Entscheidungsfähigkeit und/oder Motivation voraus, was in interaktiven Gruppenangeboten gezielt und nachhaltig gefördert werden kann.

Literatur

Alter A (2018) Unwiderstehlich. Der Aufstieg suchterzeugender Technologien und das Geschäft mit unserer Abhängigkeit. Berlin Verlag, Berlin

Barth B, Flaig BB, Schäuble N, & Tauscher M (Hrsg.) (2023) Praxis der Sinus-Milieus®. Gegenwart und Zukunft eines modernen Gesellschafts- und Zielgruppenmodells. Springer VS, Wiesbaden

Bartholomäus U (2019) Wozu nach den Sternen greifen, wenn man auch chillen kann? Die große Orientierungslosigkeit nach der Schule. 2. Aufl. Berlin Verlag, Berlin.

Baumann Z (2015) Flüchtige Moderne. 6. Aufl. Edition surkamp, Frankfurt

Bertelsmann Stiftung, Barlovic I, Burkard C, Hollenbach-Biele N, Lepper C, & Ulrich D (Hrsg.) (2022) Berufliche Orientierung im dritten Corona-Jahr. Eine repräsentative Befragung von Jugendlichen 2022. https://www.bertelsmann-stiftung.de/de/themen/aktuelle-meldungen/2022/juli/mehrheit-der-jugendlichen-fehlt-der-durchblick-bei-der-berufswahl. Zugegriffen 14. Juli 25.

Bockwyt E (2024) Woke. Psychologie eines Kulturkampfs. Westend, Neu-Isenburg

Bolton D (2022) Looking forward to a decade of the biopsychosocial model. BJPsych Bull 46: 1–5

Bos W, Müller S, & Stubbe TC (2010) Abgehängte Bildungsinstitutionen: Hauptschulen und Förderschulen. In: Quenzel G, & Hurrelmann K (Hrsg) Bildungsverlierer. Neue Ungleichheiten. VS Verlag für Sozialwissenschaften, Wiesbaden, S.375–397

Brüggemann T, & Rahn S (Hrsg) (2020) Berufsorientierung: Ein Lehr- und Arbeitsbuch. 2. Aufl. Waxmann, Münster

Calmbach M, Flaig B, Gaber R, Gensheimer T, Möller-Slawinski H, Schleer C, & Wisniewski N (2024) Wie ticken Jugendliche? SINUS-Jugendstudie 2024. Lebenswelten von Jugendlichen im Alter von 14 bis 17 Jahren in Deutschland. Bundeszentrale für politische Bildung, Bonn

Dilling H, Mombour W, & Schmidt MH (2011) Internationale Klassifikation psychischer Störungen. ICD-10. Kapitel V (F). Klinisch-diagnostische Leitlinien. Huber, Göttingen und Bern

Göhre CU, Hillert S, Hillert A, Naab S. & Surzykiewicz J (2025) „Wo bin ich und wo will ich hin?" Ein Gruppentherapieprogramm für orientierungslose psychosomatisch erkrankte Jugendliche. Zeitschrift für Kinder- und Jugendpsychiatrie und Psychotherapie in press

Güroff E (2021) Selbstsicherheit und soziale Kompetenz. Das Trainingsprogramm mit Basis- und Aufbauübungen Leben Lernen. 4. Aufl. Klett-Cotta, Stuttgart

Hayes SC, Strosahl KD, & Wilson KG (2014) Akzeptanz- & Commitment-Therapie: achtsamkeitsbasierte Veränderungen in Theorie und Praxis. Junfermann, Paderborn

Heublein U, Hutzsch C, & Schmelzer R (2022) Die Entwicklung der Studienabbruchquoten in Deutschland. DZHW Brief × 0 × 5 × I × 2 × 0 × 2 × 2 × . DZHW Hannover. https://doi.org/10.34878/2022.05.dzhw_brief. Zugegriffen: 19. August 2025.

Hillert A (2019) Gebrauchsanweisung für das Leben in der Postmoderne. Schattauer, Stuttgart

Hillert A, Göhre C, & Hillert S (2025) JuKo (Jugend-Kompass): Ein Präventions- und Gruppen-Therapie Manual für orientierungslose Jugendliche und Adoleszente. Mgo Fachverlag, Kulmbach

Hillert S, Wörfel F, & Weiß S (2018) Belastungs- und Burnout-Erleben von SchülerInnen der 5. – 10. Klasse eines bayrischen Gymnasiums. Prävention und Rehabilitation 30: 83–90

Hillert S, Naab S, & Hillert A (2022a) Einsamkeit bei Jugendlichen: Risikofaktor und/oder neue Erkrankung? Zeitschrift für Kinderund Jugendpsychiatrie und Psychotherapie 51: 139–151

Hillert S, Hillert A, Albrecht A, Kolbe S, & Surzykiewicz J (2022b) Laufbahn- und Lebensplanungs-Beratung von „orientierungslosen" Jugendlichen und Adoleszenten: systemische Aspekte, Paradigmenwechsel in der VUKA-Welt und konzeptuelle Perspektiven. In: Honal W, Graf D, & Knoll F (Hrsg) Handbuch der Schulberatung 128. mgo Fachverlage, Kulmbach. S. 1–24

Hillert S, Hillert A, Zhou Y, & Mastnak W (2023) Burnout- und Belastungserleben chinesischer und deutscher Schülerinnen und Schüler im Vergleich: soziokulturelle Muster und psychische Gesundheit. *PSMR* 36: 79–92

Hurrelmann K, Albert M, & Shell Deutschland Holding (Hrsg) (2019) Jugend 2019: Eine Generation meldet sich zu Wort. Beltz, Weinheim

Hurrelmann K, & Albrecht E (2020) Generation Greta. Was sie denkt, wie sie fühlt und warum das Klima erst der Anfang ist. Beltz, Weinheim

Illy D (2020) Praxishandbuch Videospiel- und Internetabhängigkeit: Ätiologie, Diagnostik und Therapie. Urban und Fischer, München

Inglehart R, & Welzel C (2005) Modernization, Cultural Change and Democracy. Cambridge University Press, Cambridge

Koehler K, Saß H, & American Psychiatric Association (Hrsg) (1984) Diagnostisches und Statistisches Manual Psychischer Störungen DSM-III. 3. Aufl. Beltz, Weinheim

Kring W, & Hurrelmann K (2019) Die Generation Z erfolgreich gewinnen, führen und binden. Herne: NWB Verlag, Herne

Levold T (2021) Diagnostik als soziale Konstruktion. Kontext 52: 105–126

Maas R (2024) Generation arbeitsunfähig. Wie uns die Jungen zwingen, Arbeit und Gesellschaft jetzt neu zu denken. Goldmann, München

Machleidt W, & Calliess I (2016) Transkulturelle Aspekte psychischer Erkrankungen. In: Möller HJ, Laux G, & Kapfhammer HP (Hrsg) Psychiatrie, Psychosomatik, Psychotherapie. Springer, Berlin, Heidelberg. S. 1–30

Maurer J, Meyrose AK, Kaman A, Mauz E, Ravens-Sieberer U, & Reiss F (2023) Socioeconomic Status, Protective Factors, and Mental Health Problems in Transition from Adolescence to Emerging Adulthood: Results of the Longitudinal BELLA Study. Child Psychiatry Hum Dev. doi: https://doi.org/10.1007/s10578-023-01582-1

Mischel W (2015) Der Marshmallow-Test: Willensstärke, Belohnungsaufschub und die Entwicklung der Persönlichkeit. Siedler, München

Mogi K (2023) Ikigai: Die japanische Lebenskunst. 13. Aufl. DuMont, Köln

Möller C (Hrsg.) (2015). Internet- und Computersucht. ein Praxishandbuch für Therapeuten, Pädagogen und Eltern. Kohlhammer Verlag, Stuttgart

Möller-Slawinski H (2023) Sinus-Milieus® und Gesundheit: Konzepte, Befunde, Perspektiven. PSMR 36: 21–28

Orban E, Li LY, Gilbert M, Napp AK, Kaman A, Topf S, Boecker M, Devine J, Reiß F, Wendel F, Jung-Sievers C, Ernst VS, Franze M, Möhler E, Breitinger E, Bender S, & Ravens-Sieberer U (2024) Mental health and quality of life in children and adolescents during the COVID-19 pandemic: A systematic review of longitudinal studies. Frontiers in Public Health 11: 1275917. https://doi.org/10.3389/fpubh.2023.1275917

Otyakmaz BÖ, & Kağıtçıbaşı Ç (2016) Individualismus-Kollektivismus – eine Kulturdimension unter der Lupe. In: Hummrich M, Pfaff N, Dirim İ, & Freitag C (Hrsg) *Kulturen der Bildung*. Springer VS Verlag, Wiesbaden. S. 43–56

Rauvola RS, Rudolph CW, & Zacher H (2019) Generationalism: Problems and implications. Organizational Dynamics 48: 2–10.

Rumpf HJ, & Bischof A (Hrsg) (2024. S1-Leitlinie Diagnostik und Therapie von Internetnutzungsstörungen. https://register.awmf.org/de/leitlinien/detail/076–011. Abgerufen 19. August 2025

Savaskan E, Georgescu D, & Zúñiga F (Hrsg) (2024) Behaviorale und psychische Symptome der Demenz (BPSD). Hogrefe, Göttingen

Schønning V, Hjetland GJ, Aarø LE, & Skogen JC (2020) Social Media Use and Mental Health and Well-Being Among Adolescents – A Scoping Review. Frontiers in Psychology 14: 1949. doi: https://doi.org/10.3389/fpsyg.2020.01949. PMID: 32922333; PMCID: PMC7457037.

Schnetzer S, Hampel K, & Hurrelmann K (2023) Trendstudie Jugend in Deutschland. https://simon-schnetzer.com/blog/veroeffentlichung-trendstudie-jugend-in-deutschland-2023

Schultc-Markwort M (2015) *Burnout Kids Wie das Prinzip Leistung unsere Kinder überfordert*. Pattloch, München

Schwartz SH (2006) A Theory of Cultural Value Orientations: Explication and Applications. Comparative Sociology 5: 137–82

Seiffge-Krenke I (2022) Therapieziel Identität. Veränderte Beziehungen, Krankheitsbilder und Therapie. Klett-Kotta, Stuttgart

Strunk G, Hausner M, Poimer AM, & Selinger M (2022) Ambiguität der VUKA-Welt. Zeitschrift für systemische Therapie und Beratung 40: 91–98

Staemmler FM (2015) Das dialogische Selbst. Postmodernes Menschenbild und psychotherapeutische Praxis. Schattauer, Stuttgart

Storch M (2009) Motto-Ziele, S.M.A.R.T.-Ziele und Motivation. In: Birgmeier B (Hrsg) Coachingwissen. Denn sie wissen nicht, was sie tun? VS Verlag für Sozialwissenschaften, Wiesbaden. S. 183–205

Suske R (2011) Wenn Krankheit zum profitablen Begleiter wird Krankheitsgewinn und Chronifizierung – das psychosoziale Malignom. Balint Journal 12: 109–115

Uhly A (2023). Vorzeitige Lösung von Ausbildungsverträgen. In: Bundesinstitut für Berufsbildung (Hrsg.). Datenreport zum Berufsbildungsbericht 2023. Bonn: Kapitel A5.6 https://www.bibb.de/dienst/publikationen/de/19191. Zugegriffen: 18. August 2025

Wunderlin N (2021) Motivationsmodell GenZ – Motivation der Generation Z in der Arbeitswelt. WME know and learn Verlag, Lörrach